PRECIS DE GYMNASTIQUE SIMPLE

A MAINS LIBRES
ET SANS APPAREIL
DE 7 A 97 ANS

Guy FORGET

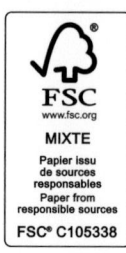

2015, Guy Forget
Editeur : BoD – Books on Demand
12/14 rond-point des Champs Elysées, 75008 Paris
Imprimé : Books on Demand GmbH, Norderstedt, Allemagne
ISBN : 9782322016327
Dépôt légal : mars 2015

PREFACE

Guy FORGET est kinésithérapeute. Il a pratiqué son art pendant plus de quarante ans et ceux qui ont eu le bonheur de bénéficier de ses soins ont pu éprouver, au delà de sa grande compétence, sa disponibilité, son écoute, sa discrétion et l'empathie qu'il manifestait à chacune et à chacun, dans le plus grand respect.
Au delà de sa vie professionnelle, son goût pour la randonnée en montagne et en forêt fait écho à son indépendance et à son goût pour la solitude.
Les exercices qu'il nous propose aujourd'hui, il les a expérimentés puis pratiqués pendant toute sa vie d'adulte et en tire le bénéfice, non seulement d'un bien être physique, mais plus encore d'une sagesse, d'une philosophie, d'une intelligence de vie et d'une sérénité dues à la méditation quotidienne.
En nous proposant aujourd'hui ce précis, il nous transmet ce qui a été fondamental pour lui et qui a soutenu ses actions de vie.
Par le cadeau qu'il nous fait ainsi, il nous propose de le suivre et de consentir à se donner un temps quotidien à soi-même.
Au delà du bien être physique que va nous apporter la pratique de ces exercices, nous sommes invités à descendre en notre sanctuaire intérieur et à y entrer en dialogue intime avec nous-mêmes.
Il n'y a dans ce précis ni recherche de la performance ni esprit de compétition: nous sommes "ailleurs", dans un espace où seul compte le respect de notre corps et l'écoute de soi, pour se préparer peut-être à la méditation et à se retrouver soi-même.

Anne-Marie PALLUEL
Chartres, Mars 2015

A mes parents

A Monsieur Jean PICARD

Hommage à deux médecins pionniers et précurseurs de la kinésithérapie malheureusement oubliés et méconnus :

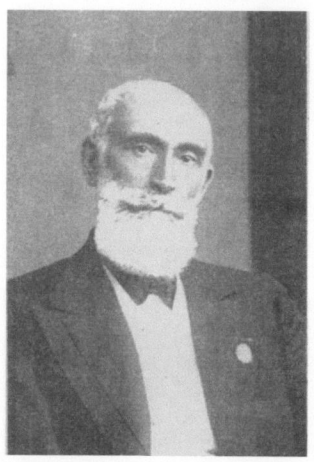

Docteur Philippe TISSIÉ, fondateur de la Ligue Française d'Education Physique (1888), Lauréat de l'Institut (Académie des sciences);

Docteur THOORIS, Lauréat de l'Institut (1924).

Malgré mes recherches il n'a pas été possible de trouver une photographie du Docteur Thooris.

PRÉAMBULE ou PRÉLUDE

Ce petit opuscule d'exercices physiques est le résultat d'une confrontation avec la méthode Suédoise du Docteur TISSIÉ et de ce que j'ai eu la possibilité de vérifier et d'expérimenter avec la collaboration de quelques patients et ami(e)s.

Ce traité n'a pas un caractère dogmatique mais il reste fidèle à l'esprit du Docteur Philippe TISSIÉ qui a souligné l'importance du diaphragme, muscle dont on parle peu dans la plupart des traités d'éducation physique où l'accent est mis sur la fonction cardiaque. On oublie que le diaphragme est aussi un second cœur – son action influence plusieurs organes et fonctions du corps humain.

Le contenu du précis a été enrichi par des références aux ouvrages du Docteur THOORIS, précurseur et pionnier, entre autres, des techniques du Yoga.

LES SOURCES

Pourquoi écrire à nouveau ce qui a déjà été formulé si ce n'est pour dépoussiérer des écrits qui sont tombés dans l'oubli mais dont la valeur et le champ d'application restent toujours intacts.

Les pages suivantes ont pour trame des idées et observations du Docteur THOORIS, pionnier de la médecine morphologique et du Docteur Philippe TISSIÉ, auteur d'un traité de gymnastique inspiré de la gymnastique suédoise de LING.

Chez ces deux auteurs, on retrouve sous deux formes différentes la même rigueur concernant la précision et les effets des mouvements d'éducation physique.

Chez le Dr THOORIS, il s'agit de relever le tonus des deux grandes fonctions digestive et respiratoire en récupérant la tonicité des muscles par le biais d'exercices proches du yoga. Médecin militaire de formation très classique, il n'a pas hésité, au cours de ses voyages, à jeter un regard sur les cases des sorciers Africains et a été l'élève d'un yogi Japonais nommé NAKAMURA[1].

---

[1] Voir annexes.

Chez le Dr TISSIÉ, fondateur de la Ligue Française d'Éducation Physique, on retrouve les mêmes principes : une technique très rigoureuse dans le placement du corps, axée sur le développement de la cage thoracique et la libération du diaphragme.

Je n'ai donc rien inventé : j'ai voulu partager ce que j'ai expérimenté et réactualiser une forme de travail sur le corps en essayant d'apporter un autre regard sur le concept de « gymnastique suédoise » et sur ce qu'il évoque de rébarbatif voire d'anachronique, cette forme d'éducation physique étant le plus souvent mal connue et victime de clichés périmés.

A partir des observations de ces deux médecins, il s'agit de mettre au point quelques mouvements simples et efficaces, qui permettent de mobiliser les articulations et les muscles, sans danger, en respectant les particularités articulaires de chacun avec un placement du corps correct.

Bien que s'inspirant des principes de la gymnastique suédoise, le programme proposé ne suit pas le protocole d'une leçon de cette discipline.

Je suggère de parcourir tranquillement les différents chapitres en adoptant le pas d'un promeneur néophyte : ces chapitres s'articulent, avec le domaine de la mécanique pour les leviers, avec celui de l'anatomie et de la physiologie pour la description du diaphragme, du périnée et des abdominaux, toutes les parties du corps étant solidaires, même si cette gymnastique peut paraître segmentaire.

PARTIE THEORIQUE

PARTIE THÉORIQUE

- **Les leviers :**
La qualité du travail musculaire est fonction du point d'appui

> « Donnez moi un point d'appui et je soulèverai le monde » (Archimède)

Le corps est un système de leviers articulés soumis à la loi de la pesanteur :

« Pas de levier sans point d'appui d'où nécessité de fixer le point d'appui osseux afin de mobiliser la résistance de la masse segmentaire par la puissance musculaire. Mais comme les points d'appui dépendent mutuellement les uns des autres, il faut quelquefois aller chercher aux pieds une faute commise à la tête. » (Dr TISSIÉ).

Il est fondamental de placer le corps dans une position correcte en immobilisant les segments non concernés. Cette immobilisation doit se faire par une contraction musculaire rapide qui ne fatigue pas. Si ces règles ne sont pas respectées, le travail ne sera pas juste et entraînera des compensations génératrices d'éventuelles lésions au niveau des tissus.

Beaucoup d'exercices étant effectués en position debout, le point d'appui initial de tous les leviers est pris sur les pieds, puis se reporte d'articulation en articulation. Ensuite, la colonne vertébrale représente le point d'appui de tous les segments du corps, il est donc important d'assurer sa fixation.

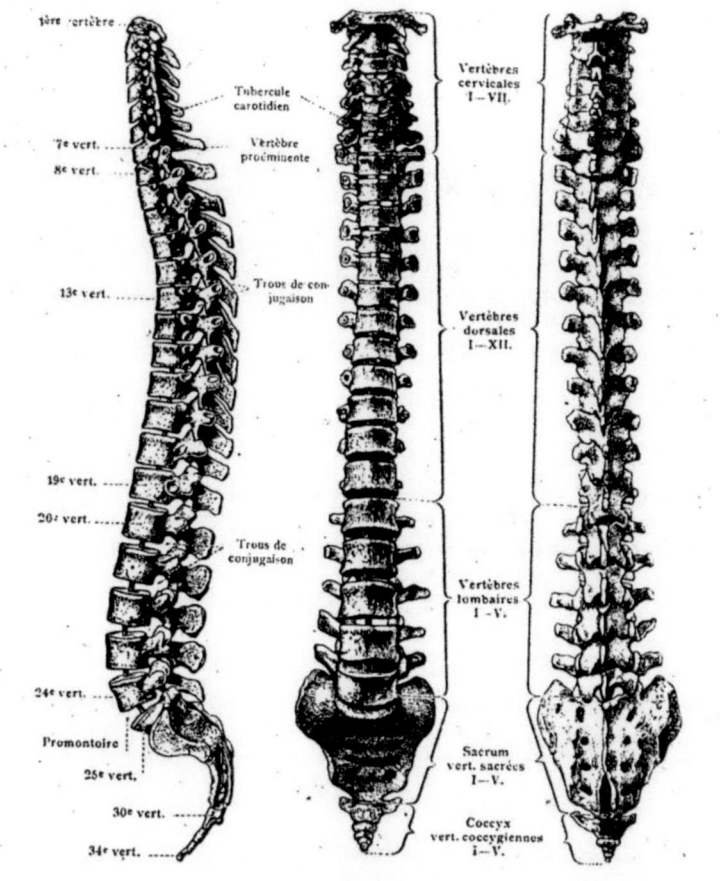

Figure 1 : L'ensemble de la colonne (d'après TOLDT)

Le point d'appui est d'ordre cosmique (avec la gravitation et le centre de gravité du corps humain), la résistance est d'ordre géométrique (espace à mobiliser), la puissance est d'ordre physiologique (force musculaire à déployer).

« Il faut donc que les points d'appui soient nombreux, d'ordres divers et différents. Ils sont constitués par les os, les tendons, les aponévroses[2], les tissus conjonctifs et fibreux, représentants cosmiques de la gravitation dans le corps humain.

Ces points d'appui selon le rôle qu'ils ont à jouer vis-à-vis de la puissance musculaire élastique, à l'égard de la résistance segmentaire, sont rigides avec les os, rigido-élastiques avec les tendons, semi-élastiques avec les aponévroses et les tissus conjonctifs et fibreux. Ainsi le corps humain peut être considéré mécaniquement, anatomiquement et physiologiquement comme une infinitésimale particule cosmique, ce qu'il est vraiment. » *(Dr TISSIÉ)*.

L'importance d'un placement du corps rigoureux n'a pas échappé à certaines civilisations (Inde, Japon...) où on apporte un grand soin à la position du corps debout ou assis.

---

[2] Aponévrose : membrane fibreuse très résistante qui enveloppe les muscles et se prolonge sur les tendons.

Le corps est considéré comme un temple : la colonne vertébrale représente la poutre maîtresse et doit s'ériger selon certaines normes. De même que la construction obéit à des règles dont les architectes sont les garants, en éducation physique, c'est le maître qui est le garant de la bonne position du corps dans l'espace. Un placement du corps juste conditionne le bon fonctionnement des appareils digestif, circulatoire et respiratoire, et en conséquence la bonne mobilité du diaphragme.

Lorsque le nouveau-né passe à la vie aérienne, le premier muscle qui entre en action est le diaphragme ; comme le cœur, il ne se repose jamais.

- **Le diaphragme**

C'est un muscle clef, vital comme le cœur. Séparant l'espace thoracique de l'espace abdominal, il forme une voûte dont le centre phrénique[3] représente la clef.

A la différence de la voûte architecturale fixe, celle-ci est mobile et agit directement sur les organes qui sont en contact avec elle, aussi sur le système circulatoire qui la traverse ainsi que sur le périnée, plus éloigné, grâce aux pressions qu'elle engendre.

On poursuit la comparaison avec l'architecture : la voûte repose sur des piliers, de même le diaphragme prend appui sur deux piliers importants qui reposent sur les vertèbres lombaires.

Une description anatomique simplifiée permet de comprendre son mécanisme et d'étudier ses rapports avec les organes du corps.

---

[3] Voir la définition page 22

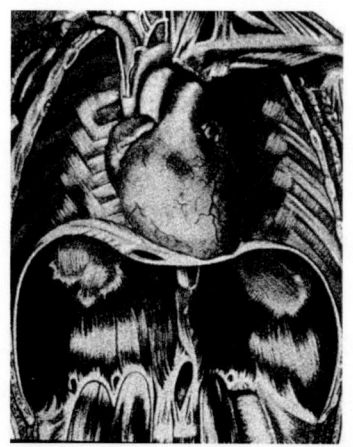

Figure 2 : Diaphragme et cœur

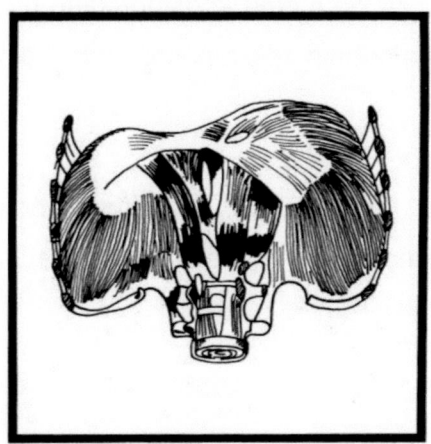

Figure 3 : Diaphragme vu par dessous

Les voûtes de la cathédrale de Chartres apparaissent comme autant de diaphragmes et on pourrait presque dire qu'elles permettent à cette merveille architecturale de respirer.

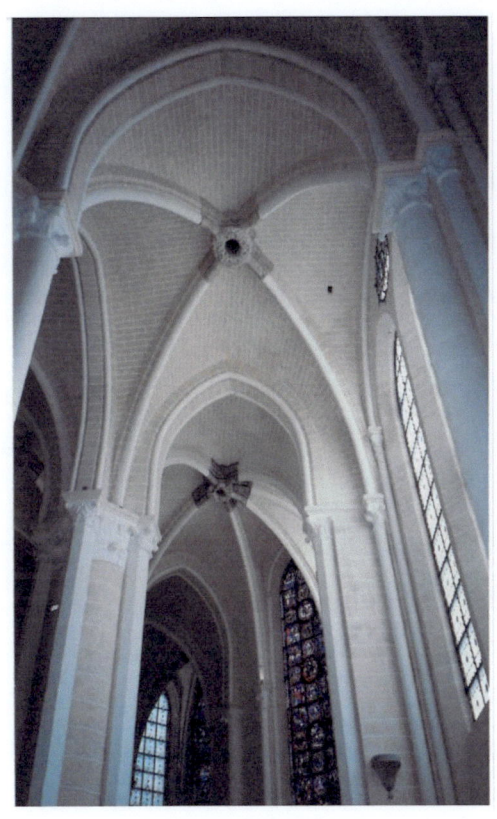

Figure 4 : Cathédrale de Chartres (Photo de l'auteur)

✓ **Notions simplifiées d'anatomie et de physiologie**

Le diaphragme est une cloison fibreuse en forme de couvercle, qui sépare le thorax de l'abdomen. Il est constitué d'une partie centrale fibreuse : le centre phrénique et de trois groupes de faisceaux de fibres :
- Les faisceaux antérieurs ou sternaux s'insèrent à la base de l'appendice xiphoïde.
- Les faisceaux latéraux ou costaux s'insèrent à la face interne des six dernières côtes.
- Les faisceaux postérieurs ou lombaires forment les deux piliers du diaphragme ; ils viennent se fixer, l'un sur les corps vertébraux des trois premières lombaires, l'autre sur les deux premières lombaires.

La face supérieure convexe est en rapport avec le cœur et le péricarde, et avec les poumons et la plèvre.

Le cœur et le péricarde s'allongent et se rétrécissent dans l'inspiration, c'est-à-dire l'abaissement de la voûte diaphragmatique ; ils se raccourcissent et s'élargissent dans l'expiration, c'est-à-dire l'élévation de la voûte diaphragmatique.

Si la respiration est libre et profonde, les organes situés au-dessus du diaphragme (cœur) et au-dessous (foie, estomac, reins, duodénum…) subissent un véritable massage.

Le diaphragme est un muscle inspirateur. Ses fibres musculaires prennent appui sur son centre phrénique rendu rigide par la contraction de la ceinture abdominale. Les côtes projetées en dehors et en avant élargissent la cage thoracique dans ses diamètres transverses et antéro-postérieurs.

L'amplitude des mouvements du diaphragme est de 8 cm, 4 cm vers le haut, 4 cm vers le bas ; et le rythme est de 18 excursions par minute… soit 1000 par heure…

Ces mouvements, en plus du massage des organes, occasionnent des changements de pression dans les poumons à l'inspiration et à l'expiration, et conditionnent la circulation.

- ✓ **Diaphragme / Circulation sanguine et lymphatique**

Il existe une puissante action sur la circulation de retour veineux et lymphatique. En gymnastique rationnelle, la circulation de retour veineux et lymphatique est fonction de la respiration.

Les ventricules droit et gauche du cœur refoulent le sang. Le cœur n'est pas une pompe aspirante. Il ne possède aucun organe d'aspiration. La montée du sang de retour est produite par quatre forces :
- 1/ Une constituée par le refoulement en avant, dans les capillaires, du sang veineux par le sang artériel (*la « vis a tergo »*)
- 2/ La contraction musculaire qui agit sur les capillaires
- 3/ Les valvules sigmoïdes qui empêchent le retour en arrière du sang
- 4/ Le jeu du thorax en inspiration où le sang s'épand plus facilement, attiré par une pression moins grande.

La gymnastique avec le concours de la respiration produit un triple effet.

A chaque mouvement du diaphragme se produisent :
- un effet chimique par l'oxygénation du sang,
- un effet physique : la circulation de retour qui est facilitée,
- un effet mécanique déjà cité, par le massage dû à l'action du diaphragme.

L'attitude verticale de la colonne vertébrale est la meilleure pour le jeu diaphragmatique et, en éducation physique, cette attitude ne peut être prise que grâce à la solidité des muscles extenseurs du dos.

« Toute action végétative et psychomotrice gravite autour de la colonne vertébrale. » *(Dr TISSIÉ)*.

✓ **Diaphragme / Tonus viscéral**

Lorsqu'on évoque la notion de tonus, on pense surtout aux muscles mais on oublie le tonus viscéral qui joue un rôle dans la santé du tube digestif.

« Le tonus figure parmi les vibrations cellulaires de la machine humaine ; il s'exprime par la tension qui permet aux organes de remplir leur fonction comme l'état de tension d'une corde lui permet de rendre un son musical. » *(Dr THOORIS)*.

La tonicité des viscères, si elle est correcte, fournit un bon point d'appui au diaphragme pour les mouvements d'expansion de la cage thoracique.

Le tonus est une propriété de l'être vivant : la mesure du tube digestif « post mortem » est de 7 à 8 mètres ; sur un sujet vivant, grâce au tonus, elle est de 3 à 4 mètres.

✓ Diaphragme / Périnée

Le périnée représente le plancher de l'édifice abdominal ; comme le diaphragme, il est doué d'une certaine élasticité qui lui permet d'avoir une action sur toute la zone pelvienne.

« Si le centre phrénique est la clé de voûte de l'édifice abdominal, le centre périnéal en est la fondation : pas de point d'appui solide sans tonus périnéal sinon le plancher cède et le point d'appui se dérobe. » *(Dr THOORIS).*

Il existe une analogie de structure entre la conformation du diaphragme et celle du périnée qu'on nomme « diaphragme pelvien ».

ANATOMIE DU PERINÉE :

Le noyau fibreux central est l'analogue du centre aponévrotique du diaphragme. C'est le même centre d'un carrefour musculaire lui aussi suspendu par sa partie supérieure et contribuant aussi à la statique des viscères.

Les deux releveurs de l'anus, par leur concavité dirigée en haut, s'opposent à celle du diaphragme dirigée en bas.

Le diaphragme pelvien est complété en arrière par les ischio-coccygiens.

Le transverse profond forme le corps périnéal.

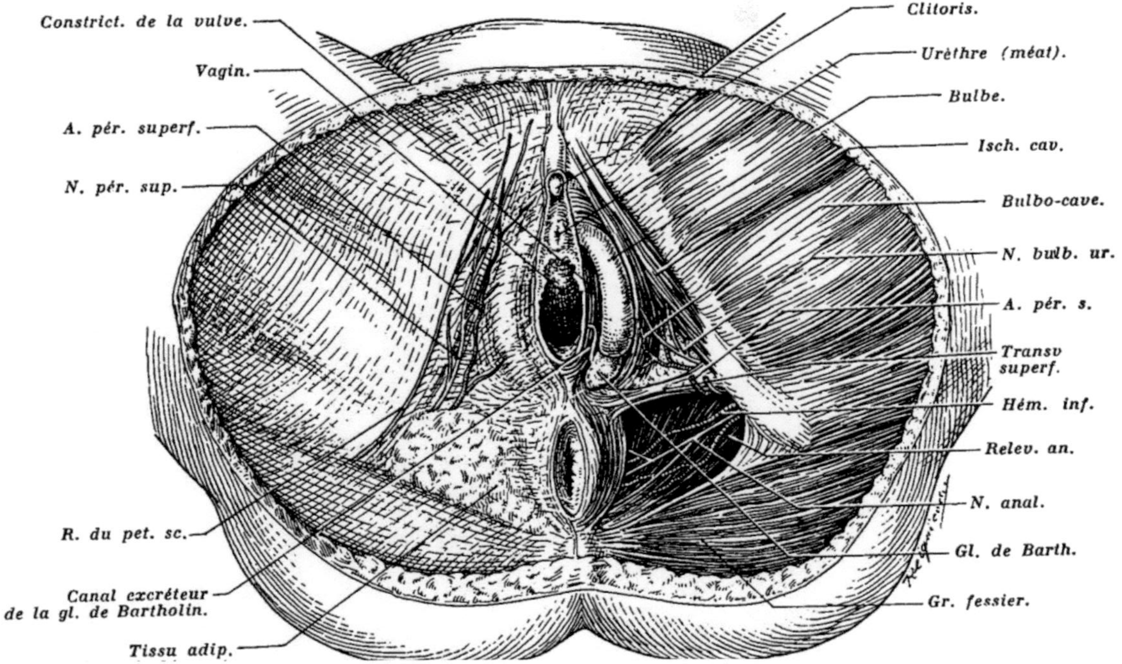

Figure 5 : Plan musculo-aponévrotique superficiel du périnée antérieur

« Tous ces muscles sont striés et innervés comme les sphincters par le plexus sacré ce qui explique leur synergie et leur activité volontaire qu'il importe d'entretenir par des exercices appropriés. Je ne saurais trop insister sur la nécessité d'un périnée solide dans le mécanisme de l'effort et notamment le chant. Il ne saurait y avoir de respiration énergique sans périnée bien musclé. » (Dr THOORIS).

Cette région subit des efforts intenses chez la femme au cours des accouchements. Un travail préventif est à conseiller bien avant la grossesse ; les exercices doivent faire partie de l'éducation des jeunes filles dès l'adolescence pour éviter, d'une part, les réparations post-partum qui sont parfois difficiles et, d'autre part, les problèmes de la ménopause qui entraînent souvent une défaillance de la musculature du périnée.

✓ **Diaphragme / Psoas**

Le psoas, muscle important situé dans le bassin, s'insère sur la colonne lombaire et le fémur ; il est fléchisseur de la cuisse.

Psoas et diaphragme, dont on parle peu, parce qu'on ne les voit pas, confondent leurs insertions sur la colonne lombaire (voir schéma). C'est dans cette région que se situe le centre de gravité du corps humain.

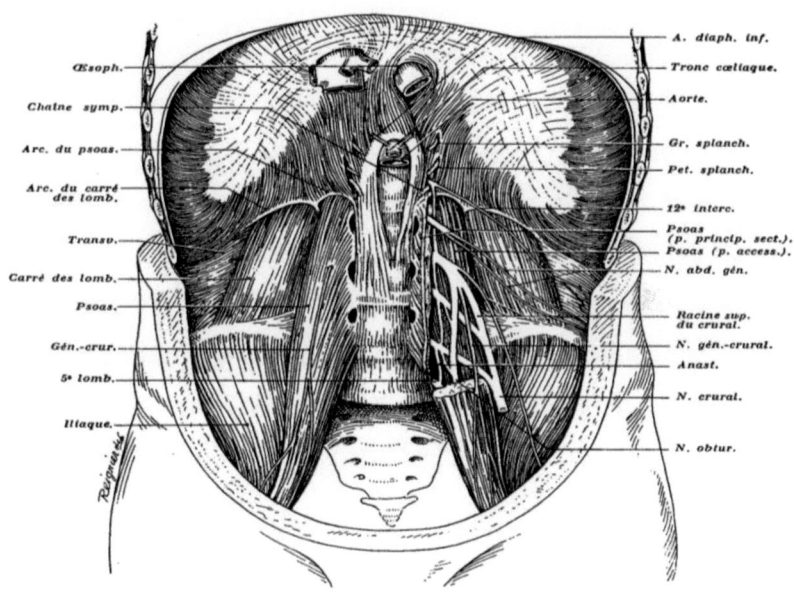

Figure 6 : Groupe musculaire antérieur de la paroi abdominale postérieure

Le Dr TISSIÉ avait symbolisé ce point de jonction diaphragme-psoas à l'aide d'un schéma qu'il avait appelé le K de la nutrition :

La branche verticale du K symbolise la colonne vertébrale, la branche supérieure oblique, le diaphragme, la branche inférieure oblique, le psoas.

L'action du psoas porte sur le diaphragme, le rein, les vaisseaux rénaux, l'uretère, les vaisseaux spermatiques ou utéro-ovariens, le colon et ses annexes…
La marche est un excellent exercice de base pour solliciter ces deux muscles, d'une façon physiologique.
Les arts martiaux et certaines techniques de méditation ont décrit un centre de force dans la région sous-ombilicale – qui semble correspondre au point de rencontre des branches du K – pour en faire un foyer d'accumulation de l'énergie ; énergie réutilisée sur un plan physique ou spirituel (le hara du Zen).

✓ **Diaphragme / muscles abdominaux**

Les muscles abdominaux forment un manchon qui enserre les organes de la base de la cage thoracique, en partie supérieure et le bassin en partie inférieure, les parois du cylindre rejoignant la colonne vertébrale.

L'examen des dessins permet de situer la position de ces muscles et aide à comprendre leur mécanisme.

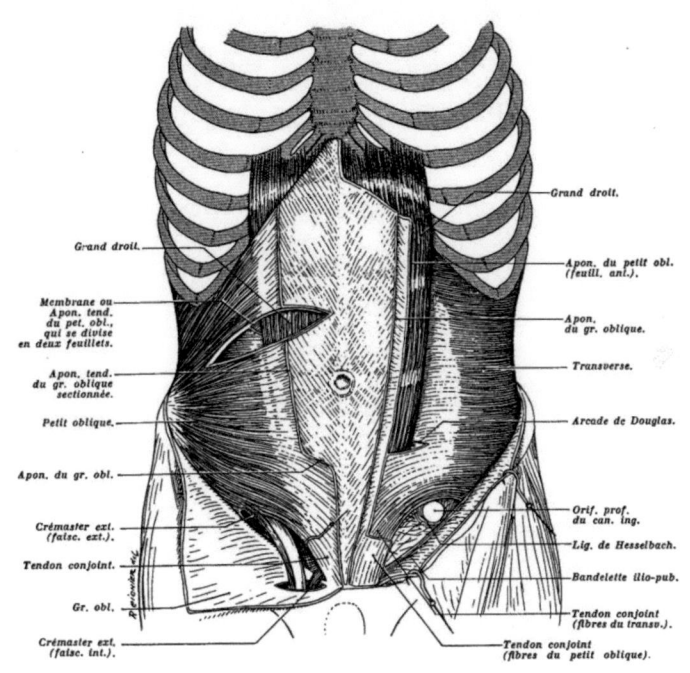

Figure 7 : Muscles petit oblique et transverse

Lorsqu'on parle des abdominaux, on pense aux muscles les plus visibles sur la paroi antérieure du tronc : les grands droits, alors qu'il faudrait évoquer la ceinture abdominale sans oublier les obliques et le transverse.

En effet, ces derniers partent de la colonne vertébrale et s'étalent vers les flancs pour rejoindre les grands droits sur lesquels les méthodes de culture physique ont focalisé leur pratique.

La tonicité des abdominaux renforce le point d'appui du diaphragme et évite que les viscères poussent la paroi abdominale et que le ventre ballonne.

Certaines techniques respiratoires laissent le ventre se gonfler lors de l'inspiration. Ici la sangle doit demeurer ferme et résister à la poussée du diaphragme.

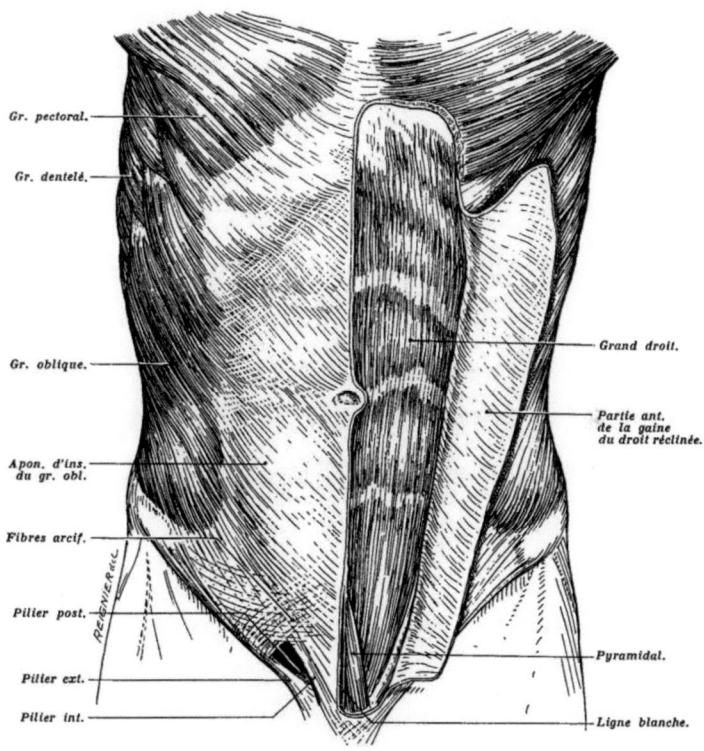

Figure 8 : Muscles grand droit et grand oblique

ANATOMIE FONCTIONNELLE DES ABDOMINAUX

Sur la partie antérieure de l'abdomen, les grands droits font saillie sous la peau et prennent leurs insertions, en haut, sur la cage thoracique ; en bas, sur le bassin.

Sur les parties latérales, les obliques (grands et petits) prennent leurs insertions sur les vertèbres lombaires, les côtes, le bassin, et rejoignent les grands droits par un tissu fibreux. Le plus profond est le transverse, muscle corset très important pour la statique viscérale. Son rôle est méconnu et les caractéristiques de son fonctionnement sont particulières : il a une conformation de muscle squelettique mais fonctionne comme un muscle lisse, c'est-à-dire de façon autonome (sans intervention de la volonté) ; on peut le solliciter cependant en faisant des expirations freinées en rentrant le ventre.

PHYSIOLOGIE SIMPLIFIEE

La disposition particulière de ces muscles répartis en couches qui s'entrecroisent est faite pour assurer une contention solide du contenu abdominal. Les abdominaux représentent la paroi d'un sac mais ne conditionnent pas toute la statique.

D'après leur position, les grands droits sont des muscles de contention. Ils n'ont aucun point d'attache sur les membres inférieurs. Les muscles qui permettent les mouvements des jambes lorsqu'on exécute des abdominaux sont les psoas iliaques. Sans ces muscles, aucun mouvement d'abdominaux n'est réalisable.

Pour exercer les abdominaux, deux options de travail sont possibles :
- Soit solliciter le grand droit en isométrie, c'est-à-dire faire travailler un muscle sans déplacement articulaire : le muscle se contracte de façon statique.
- Soit de façon dynamique, par exemple en position couchée sur le dos, on redresse le tronc sur les jambes, genoux fléchis. Ceci demande beaucoup de prudence pour deux raisons : des pressions excessives peuvent se produire sur un périnée faible ; les répercussions sur une colonne lombaire fragile ne sont pas sans danger.

Dans la partie pratique, j'ai privilégié un travail en isométrie, les positions tenues permettent de contrôler tous les détails de l'exercice.

Les obliques : leur action se superpose à celle des grands droits, ce sont des expirateurs puissants ; ils participent à la rotation du tronc.

✓ Diaphragme / Stress

Le diaphragme est aussi un centre d'énergie qui subit malheureusement toutes les tensions dues au stress.

Si nous sommes en permanence anxieux, tendus, le diaphragme se bloque et la respiration est amoindrie.

Par contre, si nous sommes détendus, heureux, la respiration se fait de façon ample et avec facilité.

Quand on contrôle le souffle par l'intermédiaire du diaphragme, on améliore presque toutes les fonctions du corps.

✓ Conclusion

Il n'était pas possible dans cet abrégé, qui se veut essentiellement pratique, d'étudier le fonctionnement de chaque muscle et articulation. Il existe donc des omissions. Mais il m'a semblé nécessaire d'insister sur le diaphragme, qui ne se voit pas, et de montrer ses rapports avec les organes et systèmes du corps humain.

- **Qualité musculaire – fatigue**

Le muscle, pour son fonctionnement, dépend de plusieurs facteurs : par ordre de valeur, vient en premier le système nerveux qui assure la commande ; ensuite la respiration pour l'oxygénation ; la circulation, la digestion pour l'apport de matériaux nécessaires à son fonctionnement ; le système articulaire et osseux pour l'utilisation des bras de leviers.
« C'est donc commettre une faute de ne voir en gymnastique que du muscle en mouvement. Il faut surtout voir l'innervation et la respiration, celles-ci dominent toute la vie. » *(Dr TISSIÉ)*.

La fibre musculaire procède d'un seul et même élément mésoblastique[4], d'une seule cellule épithéliale. Il n'y a pas de remplacement en cas de lésion.
Un travail mal conduit peut créer des micro-lésions au niveau du tissu musculaire. Le corps effectue une réparation en cicatrisant par du tissu conjonctif dur comme du cuir, la fibre musculaire perdant ainsi ses qualités d'élasticité.

---

[4] Tissu embryonnaire

Au sujet des propriétés et qualités du muscle :

« La consistance des muscles doit être homogène et élastique au repos, mais dure comme fer en contraction. Un muscle qui a perdu momentanément son élasticité est dit pâteux. Il donne alors au palper la sensation de chiffon mouillé. Le phénomène est généralement dû à la fatigue, il est réversible. Au contraire un muscle fibreux reste hétérogène. Un muscle pâteux peut redevenir élastique. Un muscle fibreux ne peut jamais redevenir homogène, l'altération est irréversible comme les vergetures et les varices. » *(Dr THOORIS).*

La sensation de fatigue est un signe avertisseur dont on doit tenir compte sous peine de dépasser ses limites et d'imposer à ses organes une usure prématurée.

✓ Couple muscle – tendon

Les exercices du précis s'effectuent, sans appareils, sans poids, en sollicitant les muscles en étirement, ce qui a l'avantage de préserver l'élasticité des tendons.

Le tendon est solidaire du muscle mais il a l'inconvénient de ne pas se « muscler » : c'est-à-dire que sa force n'augmente pas avec l'entraînement.

Si, par un travail intensif avec des charges, il existe une disparité entre la force du muscle et la résistance du tendon, le résultat risque de se traduire à plus ou moins brève échéance par des tendinites, des micro-déchirures au niveau des fibres tendineuses, pouvant aller jusqu'à la rupture complète.

On peut évoquer brièvement le problème du dopage avec des anabolisants pour développer la masse musculaire, ce qui mettra en danger la résistance du tendon.

Chez des sujets jeunes, un travail bien conduit avec charges additionnelles peut être bénéfique. Mais passé un certain âge, il y a lieu de privilégier les exercices qui utilisent le poids du corps et l'étirement.

Le muscle peut garder ses qualités et sa puissance jusqu'à un âge avancé ; mais le tendon vieillit, il faut le préserver.

PARTIE PRATIQUE

Le titre de ce manuel est « Précis de gymnastique simple » ; si on se réfère à la définition du Larousse, « précis » signifie : « ce qui expose les choses essentielles ».

Pour moi, la chose essentielle demeure la pratique ; la théorie exposée précédemment vient aider à la compréhension des exercices. Ces mouvements sont simples, ils ne nécessitent aucun appareil, aucune installation spéciale ; ils utilisent le poids du corps ou des membres ; ils peuvent être effectués partout et par tous.

Avant d'aborder les exercices, j'ai extrait du traité de gymnastique du Dr TISSIÉ quelques axiomes qui me semblent les plus pertinents pour étayer l'étude que je vous propose.

« La vie est une oxydation ; le diaphragme ouvre et ferme la vie. Tous les muscles de la cage thoracique sont les serviteurs du diaphragme. »

« Chaque vertèbre dorsale est le point d'appui du levier d'une côte, d'où nécessité de fixer par avance et tour à tour chaque vertèbre dorsale afin d'assurer une meilleure fonction de chaque levier costal dans le développement de la cage thoracique. »

« On marche avec ses muscles, on court avec ses poumons, on galope avec son cœur, on résiste avec son estomac, on arrive avec son cerveau. »

« Le mouvement est de la pensée en actes, le pensée est du mouvement en puissance ; discipliner le muscle c'est discipliner la pensée. »

« La gymnastique est au sport ce que les gammes sont à la musique, ce que la grammaire est à la littérature. »

« Il ne faut pas confondre mouvement et gymnastique ; le mouvement, pas plus que la parole ne se suffit à lui-même, une syntaxe le régit. »

« Ne voir et ne reproduire que des mouvements stéréotypés en éducation physique, c'est en littérature ne voir et ne reproduire que des lieux communs. »

« Le corps est le meilleur des agrès de gymnastique. »

« Toute gymnastique qui n'est pas respiratoire est criminelle. »

« Adaptez le mouvement à l'homme et non l'homme au mouvement. »

- **Position fondamentale :**
Point de départ pour tous les exercices en position debout

Cette position est extrêmement importante, elle conditionne tout le déroulement et les effets des exercices en position debout. Il est intéressant de s'y attarder et de comprendre tous les détails qui concourent à son architecture.

J'ai modifié cette attitude en positionnant le sujet pieds légèrement écartés, au lieu de joints, pour assurer une bonne stabilité du bassin et du corps.

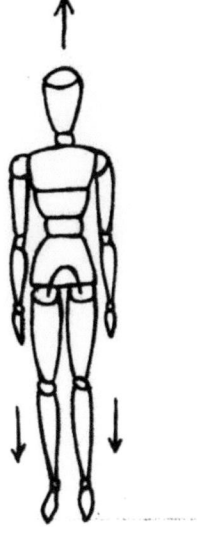

Les détails :

- Le corps est étiré entre ses deux extrémités : la tête et les pieds.
- Les pieds sont légèrement écartés (largeur du bassin) et enfoncés dans le sol ; on doit avoir la sensation d'enracinement.
- Le poids doit être réparti sur toute la voûte plantaire, des orteils aux talons.

- La ligne du tendon d'Achille doit être verticale (au besoin, faire vérifier par un tiers).

Ensuite il faut fixer chaque articulation :
- cheville
- genou
- bassin
- colonne vertébrale
- omoplate
- tête

- Le genou : les rotules doivent être fixées par contraction du quadriceps.
- Le bassin : les fessiers doivent être fermes, sans bascule du bassin, de façon à maintenir une légère cambrure lombaire très basse.
- La cage thoracique est bien ouverte.
- Les omoplates sont fixées.
- La tête est étirée, le menton légèrement rentré.
- Les bras tendus le long du corps.
- Tous les muscles qui commandent ses segments sont dans une tension ferme.

Pour approcher le plus possible de cette attitude sans crispation, il suffit de bien étirer la tête vers le plafond comme si un fil la tirait depuis le milieu du crâne.

Si cette traction vers le haut est bien exécutée, tout le corps se place de façon juste sans qu'il soit besoin de faire une bascule du bassin, ce qui annulerait les effets de cette élongation.

Le bassin représente un socle où s'équilibre toute la colonne vertébrale. La bascule du bassin[5], souvent prônée comme un correctif ou un préalable à certains exercices est un sujet qui a suscité beaucoup d'écrits et de discussions.

Les écrits des Docteurs TISSIÉ et THOORIS ne parlent pas de bascule du bassin : leur seule recommandation est de fixer le bassin, ce qui est différent.

Les courbures vertébrales sont un fait anatomique et physiologique ; elles sont plus ou moins marquées suivant l'âge, le sexe...

---

[5] La bascule du bassin est un mouvement qui s'effectue par une contraction simultanée des fessiers et des abdominaux et qui monte le pubis vers le haut en supprimant la cambrure lombaire.

On ne peut à la fois contracter et étirer un muscle. Dans la position fondamentale, où l'on demande seulement de fixer les segments, l'étirement est possible.

Elles ont leur utilité, elles amortissent les chocs et préservent les disques vertébraux d'une usure prématurée.

Avec l'habitude, l'installation dans cette position ne doit prendre que quelques secondes.

- **Quelques conseils pour la pratique**

La liste des conseils est scindée en deux parties, une avant les exercices, l'autre après, afin de ne pas effrayer le lecteur sous une avalanche de directives qui risque de le faire renoncer à toute pratique.

Toutefois ces indications sont absolument nécessaires pour donner l'esprit dans lequel doit être menée l'exécution correcte.

Les directives en première partie sont des indications basiques qui permettent d'éviter les erreurs les plus fréquentes..

Celles de la seconde partie donnent la possibilité d'effectuer un travail plus fin, une fois que l'on commence à être familiarisé avec les différents mouvements.

Il existe une notion importante, souvent oubliée, celle de processus c'est-à-dire qu'on ne peut atteindre d'emblée une exécution parfaite.

« Hâte-toi lentement » (proverbe oriental)

On peut résumer ces conseils en trois questions : Où ? Quand ? Comment ?

Où : sur un tapis de gymnastique confortable dans un espace suffisant pour évoluer sans gêne.

Quand : chacun choisit le moment de la journée qui lui convient le mieux à condition que ce soit au moins deux heures après un repas.

Comment : lire les indications pour chaque mouvement et visualiser l'exercice, c'est-à-dire se le représenter mentalement avant exécution.
Travailler détendu, sans crispation.
Prendre conscience du travail des régions concernées.
Ne faire au début que peu exercices avec peu de répétitions et augmenter progressivement.
<u>Respirer par le nez.</u>
Prendre quelques respirations entre chaque exercice.
Il est possible de tout enchaîner à condition que le souffle reste aisé.
Il est difficile d'évaluer le temps d'apprentissage qui dépend de chacun.
Procéder lentement.

✓ Comment respirer pendant les exercices

On doit continuer à respirer régulièrement et surtout bien insister sur l'expiration.

« Savoir expirer, c'est savoir respirer. » *(Dr TISSIÉ).*

Pour certains exercices, si on respire de façon synchrone avec le mouvement, le rythme devra être plus lent pour permettre de remplir et de bien vider les poumons.

Si l'exécution est rapide, l'inspir et l'expir se feront sur plusieurs temps.

Au début, il est bon de pratiquer devant une glace pour corriger les défauts.

Après, on peut se passer du miroir. Les sensations et la prise de conscience des mouvements du corps seront meilleures.

Entre chaque mouvement, prendre soin de toujours bien replacer le corps dans la position fondamentale et de conserver la sensation d'étirement.

Contrairement à ce qui est proposé dans beaucoup d'ouvrages, je ne suggère aucun plan d'apprentissage.

Un plan d'apprentissage est une structure rigide qui risque de ne pas convenir à tout le monde.

C'est à chacun de construire sa pratique de façon progressive en choisissant les exercices et d'arriver ainsi à exécuter toute la série.

Il sera peut-être nécessaire d'omettre certains exercices, de façon temporaire ou définitive, en fonction du passé articulaire et musculaire de chacun.

L'ensemble de ces exercices concerne des personnes sans trouble de santé majeur. Sont exclues les déformations importantes de la colonne vertébrale qui nécessitent des soins spécifiques.

Toutefois les personnes qui seraient dans le doute sur la façon de procéder, pour les aider, je peux donner quelques suggestions sur la manière d'aborder l'ordre des exercices.

Ces indications n'ont pas valeur absolue, ce sont des guides.

Exemple : pour une mise en route progressive le matin, on commence par l'exercice 12 (roulement des épaules), ensuite le 11 (mouvement du cou), puis le 7 (élévation pointe des pieds) et après le 1-2-3-4-5-8 etc.

En cas de fatigue : on débute par les exercices au sol : le 15 (le chat), ensuite 16 – 17 etc., et après, on passe aux exercices en position debout.

✓ **La tenue**

Porter une tenue qui permette d'être à l'aise dans les mouvements (et de ne pas avoir froid [en hiver]).

Voici ce qu'écrivait le Docteur LAGRANGE après un voyage en Suède et une étude sur les applications de la gymnastique Suédoise et la façon d'exécuter les mouvements :

« Les mouvements amples et doux ont pour effet d'allonger sans secousse les muscles, de les rendre plus souples et de combattre les raideurs musculaires. Ils ont encore pour résultat final d'assouplir les ligaments, d'augmenter les surfaces de frottements des os, en un mot de donner plus de mobilité aux articulations. Les mouvements normaux gagnent à ces exercices une facilité et une aisance singulière qui donne à la tournure un cachet d'élégance très remarquable. Il ne faut pas croire cependant que ce mode d'exécution doive exclure toute dépense de force. L'effort musculaire ne se traduit pas dans la gymnastique suédoise par la violence du mouvement mais par son ampleur et sa durée. Une action lente et progressive porte le membre déplacé aussi loin qu'il est possible et l'y maintient pendant un certain temps. Et plus le gymnaste est exercé, plus il augmente l'amplitude du mouvement, plus il en prolonge la durée. Il arrive ainsi que le mouvement aboutit à une pose, à une attitude fixe et le corps garde un certain temps cette sorte d'immobilité active qui constitue parfois une dépense de force considérable. »

Les exercices proposés sont simples, ce qui ne signifie pas nécessairement faciles si on respecte tous les paramètres.
Par exemple l'exercice n°6 qui consiste en une torsion du tronc :
Ce mouvement demande un blocage sévère du bassin, donc les fessiers, les muscles des jambes doivent être bien fermes. Il ne doit y avoir aucun mouvement au niveau de ces segments qui vont former un bloc sur lequel le tronc tournera. Celui-ci doit garder sa position étirée et ne pas partir en avant. La tête demeure fixe ainsi que les bras.
A partir de ce moment, le mouvement peut s'effectuer d'une façon progressive suivant la mobilité de chacun et permet de sentir le travail des muscles, en particulier les obliques.
Au début, il est difficile de tout contrôler mais, petit à petit en observant les détails, il est possible de se rapprocher d'une exécution correcte.

On se retrouve dans la même situation d'un pianiste devant son instrument. Pour que la mélodie soit juste et belle, il ne s'agit pas d'appuyer sur toutes les touches en même temps.

Il faut savoir à la fois doser la puissance et en même temps être capable d'effleurer certaines notes.

Ici c'est un peu la même chose, c'est sur votre clavier musculaire que les notes se jouent.

Dans l'exécution d'un mouvement, tous les muscles n'ont pas besoin d'être tendus avec la même force. Avec l'entraînement et en restant à l'écoute de son corps, on arrive à régler et à dissocier les tensions des différents groupes musculaires.

On pratique ainsi une gymnastique intelligente qui sera à la fois vivifiante et reposante ; et on évite la cacophonie musculaire.

Les exercices debout

Exercice n°1 :

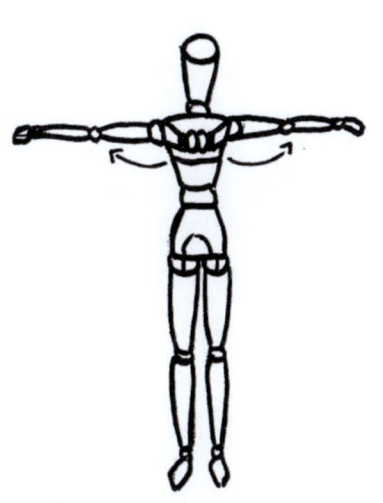 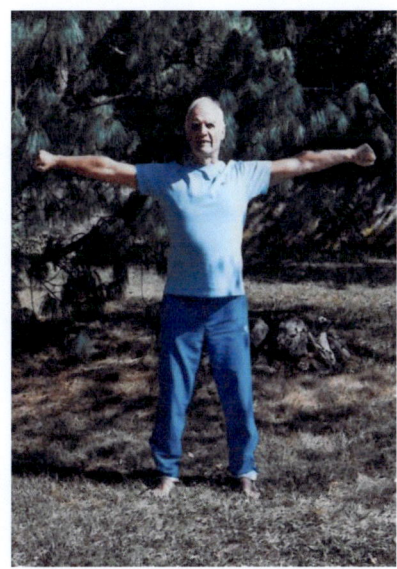

Position fondamentale.

Tendre les bras devant soi à l'horizontale. Les poings sont fermés. Les dos des mains se touchent. Epaules basses.

Ecarter les bras le plus loin possible en arrière en maintenant l'horizontale, puis revenir à la position de départ.

Respirer normalement au départ, sans chercher à synchroniser la respiration avec le mouvement. Dans un deuxième temps, inspirer en écartant et expirer sur le retour.

Répéter 7 à 12 fois.

Exercice n°2 :

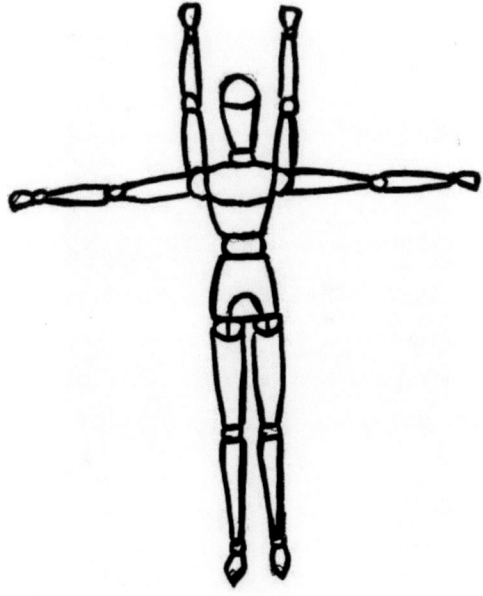

Position fondamentale. Monter les bras latéralement poings fermés, les dos des mains se touchent à la verticale, au dessus de la tête.

Même recommandation pour la respiration que l'exercice n°1.

Ces deux mouvements mobilisent la ceinture scapulaire et la cage thoracique.

Répéter 7 à 12 fois.

Exercice n°3 :

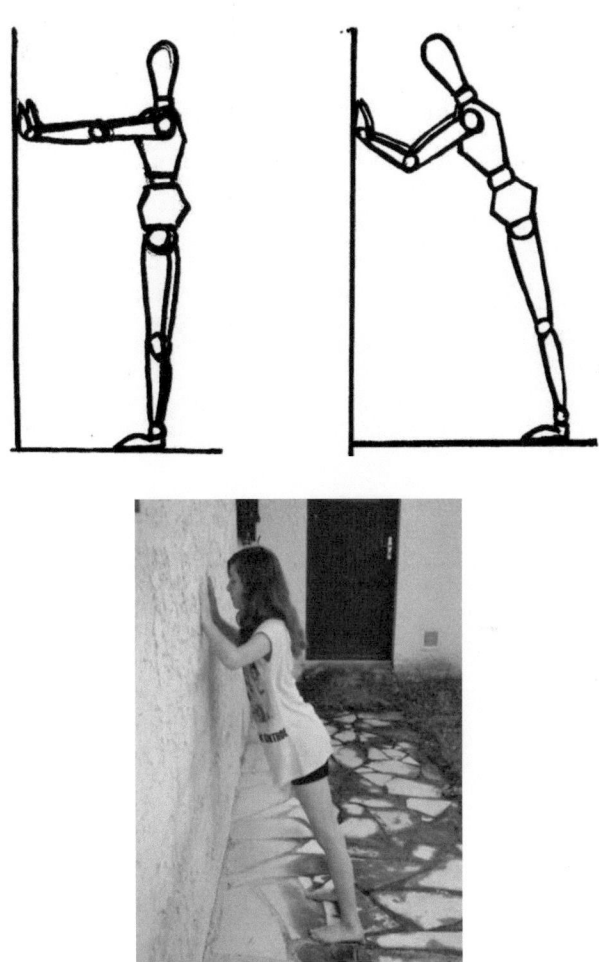

Position fondamentale.

Face à un mur, pieds à 50/60 cm, tendre les bras à l'horizontale et placer les mains à plat sur le mur.

Le corps demeure en rectitude de la nuque au talon ; ne pas fléchir la taille ; garder les talons au sol.

Par une flexion des bras, rapprocher le nez du mur, puis pousser sur les bras pour revenir à la position de départ.

Respiration libre.

Répéter 12 à 15 fois.

Les exercices 4-5-6 concernent la taille, les abdominaux (obliques)

Exercice n°4 :

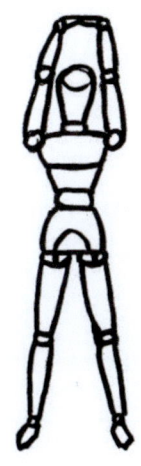 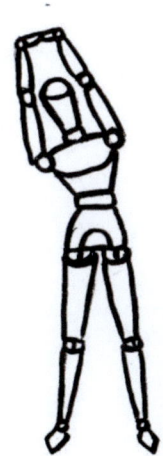 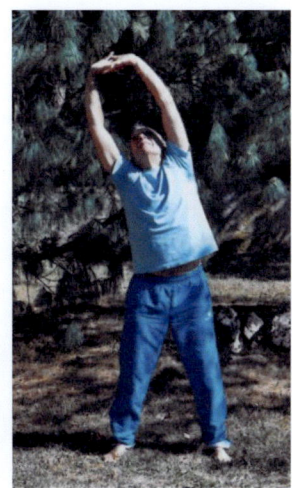

Position fondamentale, mais les pieds sont légèrement plus écartés.

Tendre les bras au dessus de la tête, doigts croisés, paumes vers le ciel.

Etirer le côté gauche en inclinant le corps à droite, ne pas plier la taille mais privilégier l'étirement. Les coudes peuvent être légèrement pliés.

Se maintenir dans le plan des jambes, le bassin reste fixe.

La cadence reste lente et la respiration libre. Ne pas rechercher une grande amplitude mais toujours privilégier l'étirement.

Alterner en étirant ensuite à droite.

Répéter 8 à 12 fois.

Exercice n°5 :

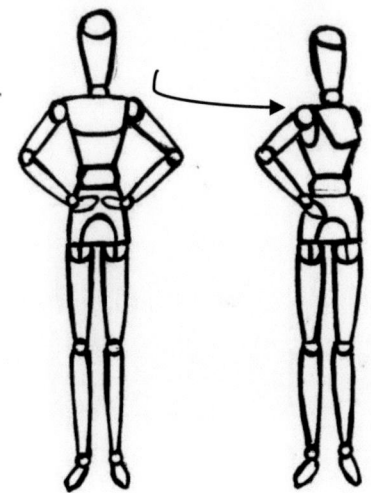

Position fondamentale mais pieds joints.
Placer les mains sur les hanches. Effectuer une torsion du tronc de gauche à droite puis de droite à gauche, **le bassin et la tête restent fixes.**

Prendre conscience des muscles de la taille qui commandent le mouvement.
Répéter 8 à 12 fois.

Exercice n°6 :

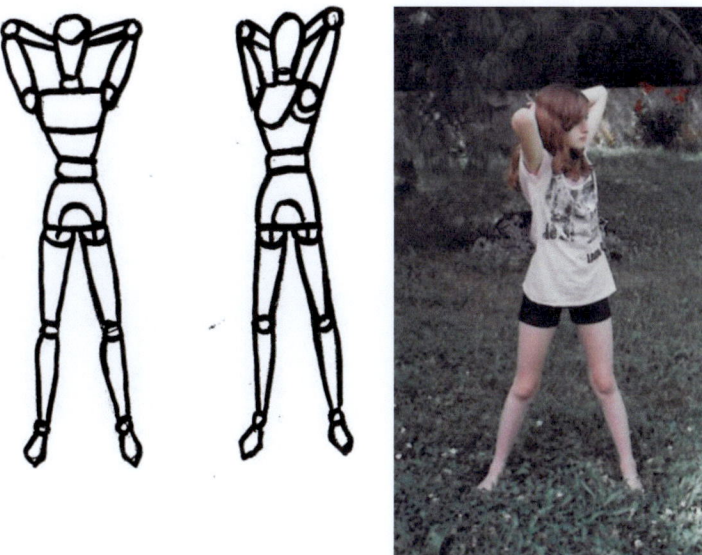

Position fondamentale mais les pieds sont légèrement plus écartés.

Croiser les mains derrière la tête, étirer les coudes vers l'arrière pour fixer les omoplates. Le bassin reste fixe.

 Le tronc et la tête pivotent à droite, puis à gauche, comme pour regarder derrière soi.

Respiration libre. Attention au bassin !

      Répéter 12 à 15 fois.

Les exercices 7, 8 et 9 concernent les membres inférieurs et l'articulation coxo-fémorale (hanche).

Exercice n°7 :

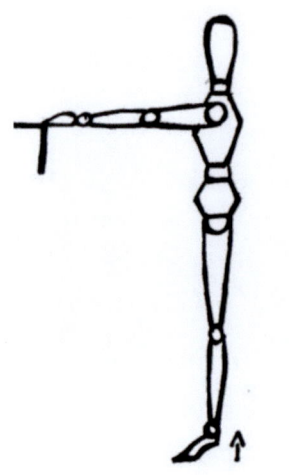 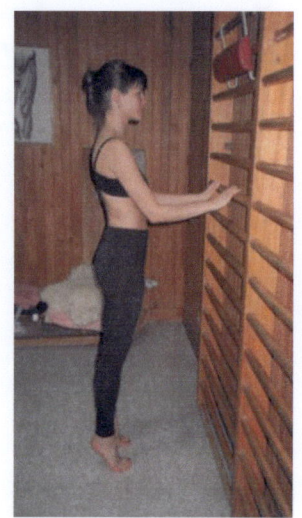

Position fondamentale, pieds joints.

Mains en appui, monter et descendre sur la pointe des pieds. Maintenir le corps en position verticale, les chevilles ne doivent pas tourner, l'appui se fait sur tous les orteils.

Répéter 12 à 15 fois.

Exercice n°8 :

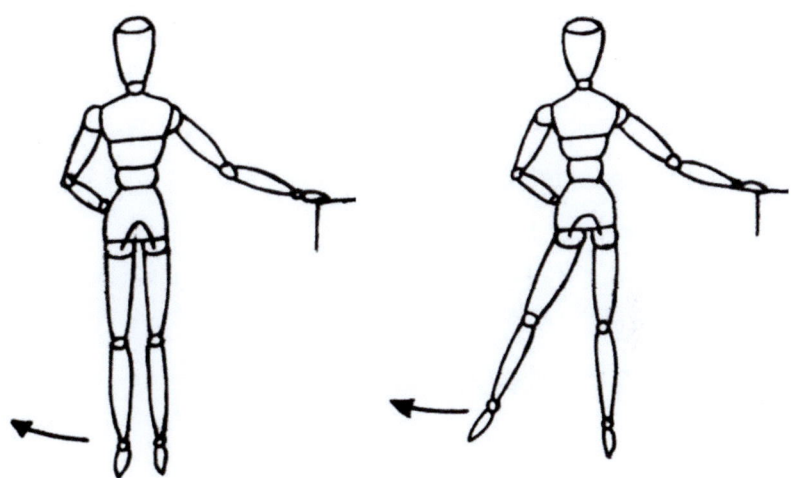

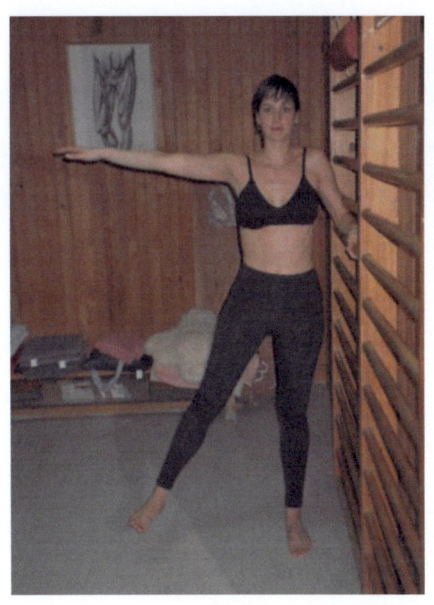

Position fondamentale, pieds joints.

Prendre appui avec la main gauche latéralement, l'autre main est placée sur la hanche droite.

Ecarter la jambe droite latéralement dans le plan du corps, le bassin reste fixe, le pied et le genou sont tendus. Rester bien vertical sur la jambe d'appui.

Alterner le mouvement.

Le mouvement d'abduction est limité si le bassin ne bouge pas.

Répéter 8 à 12 fois. Et changer de jambe.

Exercice n°9 :

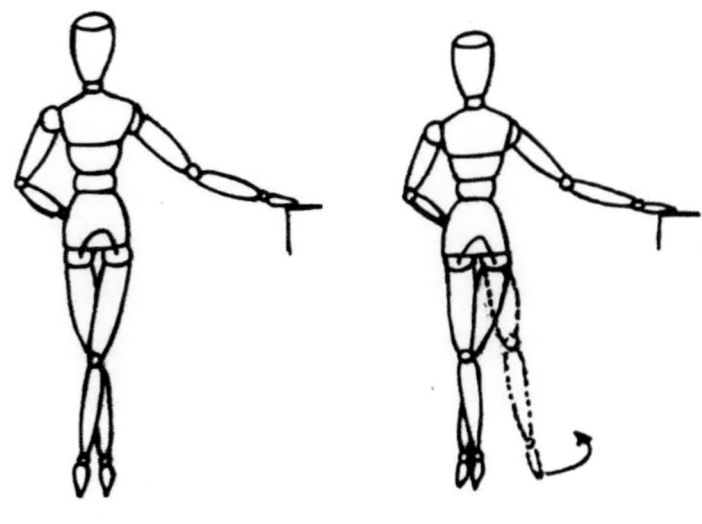

Même position que l'exercice précédent, mais la jambe droite placée devant croise la jambe d'appui en avant et en arrière en décrivant un demi-cercle.

Le bassin reste toujours fixe.

Le mouvement se passe dans l'articulation de la hanche.

Répéter 8 à 12 fois. Et changer de jambe.

Exercice n°10 :

Etirement des muscles de l'épaule :

Il s'agit de 4 mouvements qui peuvent se faire en succession lente, en respirant une ou plusieurs fois dans chaque position.

1 – Partir de la position fondamentale, les bras tendus le long du corps, élever un bras latéralement à la verticale ; on inspire en élevant le bras, très tendu, le plus près possible de l'oreille. Les doigts et le poignet sont dans le prolongement du bras ; en montant, on fait une rotation de la main en la tournant vers l'extérieur.

2 – Même mouvement que 1 mais avec les deux bras.

3 – On monte les deux bras tendus à la perpendiculaire du tronc et on étire les bras latéralement, doigts tendus paumes vers le sol. Le mouvement de rotation part de l'épaule. Même exercice, les paumes vers le ciel.

4 – On passe un bras derrière le dos, l'autre restant tendu à l'horizontale, paume vers le sol, en remontant la main le plus haut possible entre les omoplates.

Répéter 1 à 3 fois.

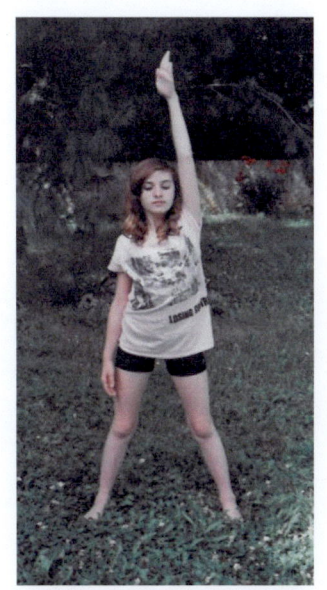
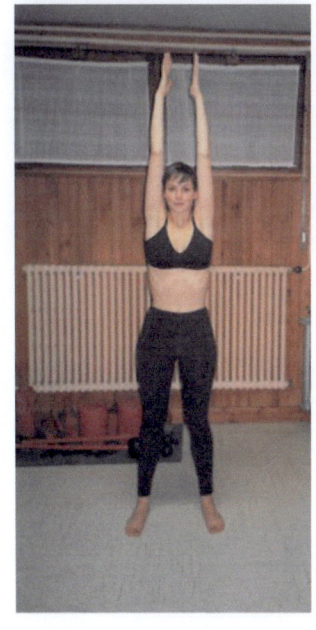

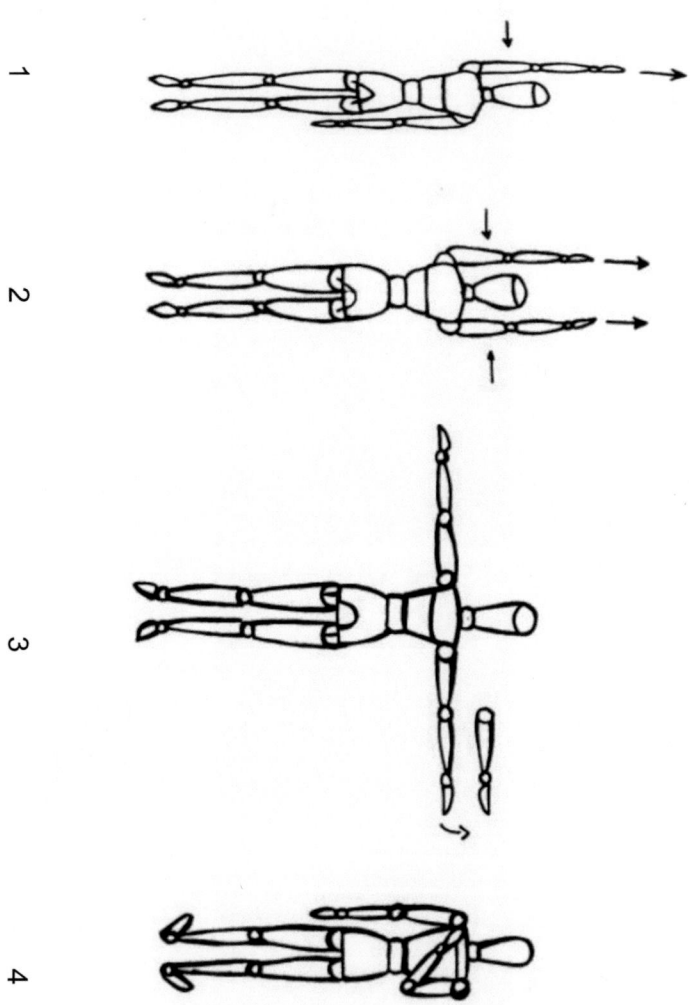

Exercice n°11 :

Mouvements du cou, en position fondamentale :

1 – Rotation lente à droite puis à gauche, la tête bien en équilibre, le menton ne doit pas se lever.

2 – Le menton est poussé vers le haut puis descend vers le sternum.

3 – Inclinaison latérale à droite puis à gauche. La tête ne doit pas tourner. Les bras sont croisés dans le dos pour bloquer les épaules qui ne doivent pas suivre le mouvement.

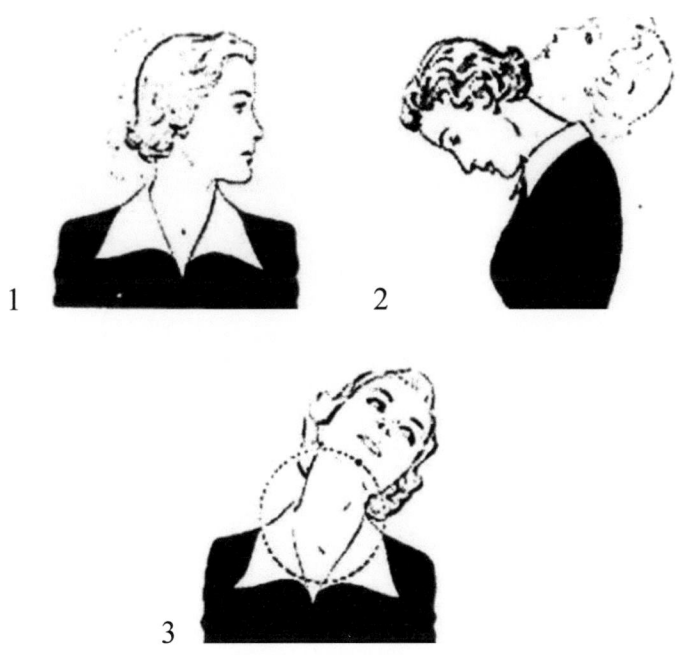

Exercice n°12 :   *Ceinture scapulaire*

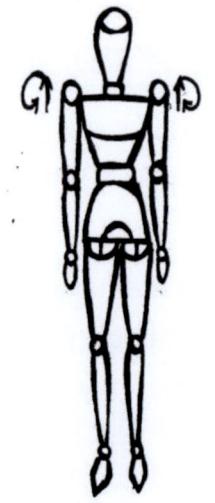

En position fondamentale, bras tendus, poings fermés, bras le long du corps, hausser les épaules et les faire tourner vers l'arrière en serrant les omoplates à chaque rotation. On inspire en serrant les omoplates et on expire en relâchant.

Répéter 8 à 12 fois.

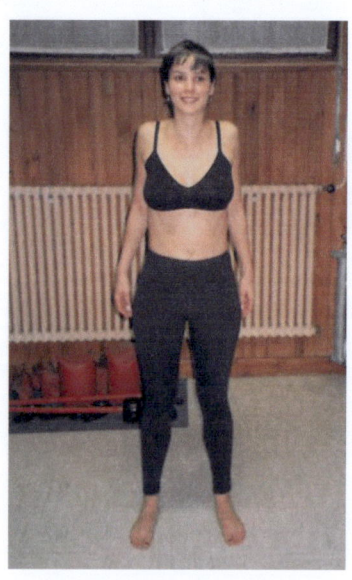

Exercice n°13 :

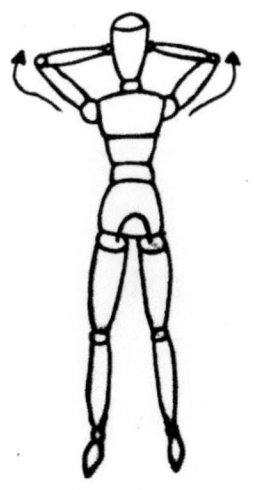

Mobilisation de la cage thoracique.
Position fondamentale, étendre les bras latéralement poignets et doigts tendus, placer les mains derrière la nuque.
Important : la tête ne doit pas partir en avant.

Inspirer en tirant les coudes vers l'arrière, expirer en laissant venir les bras vers l'avant sans que les doigts quittent l'appui de la tête.

Le dos reste bien étiré vers le haut.

En fin d'inspiration, les omoplates doivent être bien fixées.

La respiration doit être synchrone avec le mouvement d'ouverture des bras. Il faut inspirer lentement et expirer de même.

Répéter 5 à 8 fois.

Exercice n°14 :

Mouvement des poignets.

En position fondamentale, tendre les bras devant à l'horizontale, doigts tendus et écartés.

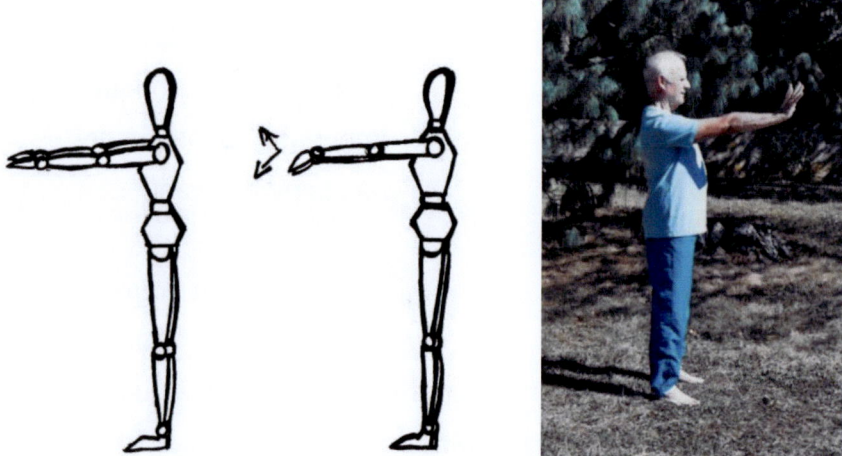

Donner aux poignets un mouvement de bas en haut et de haut en bas, en gardant les doigts écartés.

Il faut avoir l'impression que la peau de la main et des doigts est étirée.

Respiration libre.

Répéter 7 à 12 fois.

Mobilisation de la colonne vertébrale et du dos : exercices 15 à 17

Exercice n°15 :
« Le chat ».

Se mettre à quatre pattes, les genoux légèrement écartés, les fémurs verticaux ainsi que les bras et avant-bras, la tête dans l'axe de la colonne vertébrale.

Faire le gros dos en expirant et laisser descendre la tête.

Creuser le dos en inspirant et redresser la tête sans « casser » la nuque.

Les bras doivent rester tendus.

Répéter 3 à 4 fois.

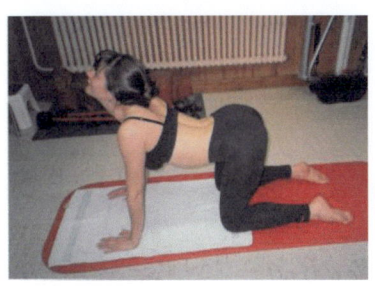 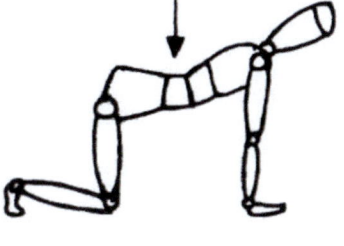

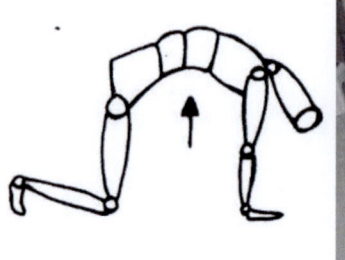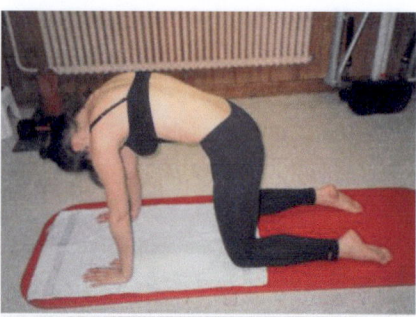

Exercice n°16 :

A plat ventre s'allonger en étirant bien le dos ; front au sol, pieds légèrement écartés (largeur du bassin).

Croiser les mains derrière le dos et étirer les bras vers l'arrière et vers le haut en inspirant.

Seul le haut du dos se redresse, comme si on voulait le plier entre les omoplates.

Tenir quelques secondes et redescendre lentement en expirant.

Répéter 3 à 5 fois.

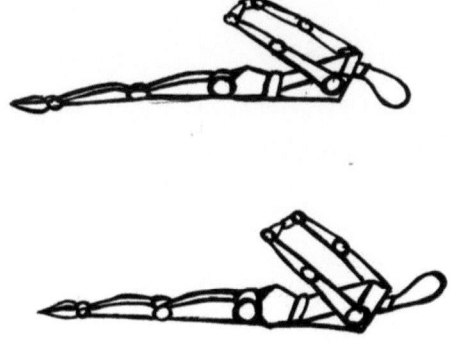

Exercice n°17 :

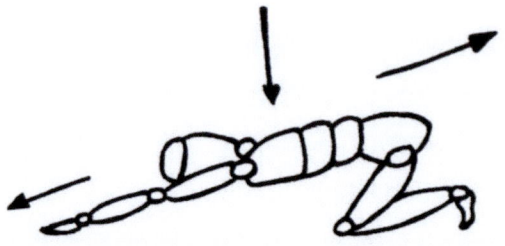

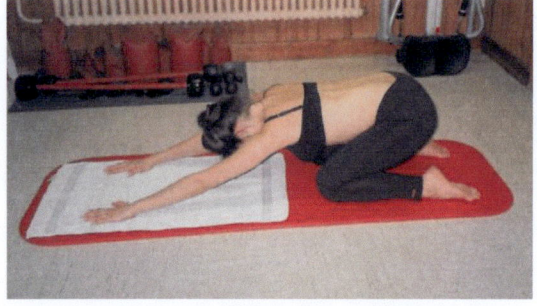

De la position précédente, placer les mains sous les épaules.

Pousser sur les bras et se mettre à genoux.

Les mains restent collées au sol et ne bougent pas.

Ne pas s'asseoir sur les talons.

La colonne reste rectiligne.

Les fesses sont poussées vers l'arrière.

Maintenir l'étirement en respirant.

    Répéter 1 à 2 fois.

- **Exercices couché sur le dos :**

Pour se placer en position couchée, suivre les indications suivantes :
- S'asseoir
- Prendre appui sur les coudes
- Dérouler la colonne vertébrale depuis le bassin en s'étirant, menton légèrement rentré
- La tête ne doit pas basculer en arrière, les bras sont placés le long du corps, épaules basses
- Au besoin mettre un petit coussin sous la nuque pour que la colonne vertébrale reste bien alignée.

Les exercices 18 à 26 concernent les abdominaux, le diaphragme et le périnée.

Exercice n°18 :

Etirement des jambes :

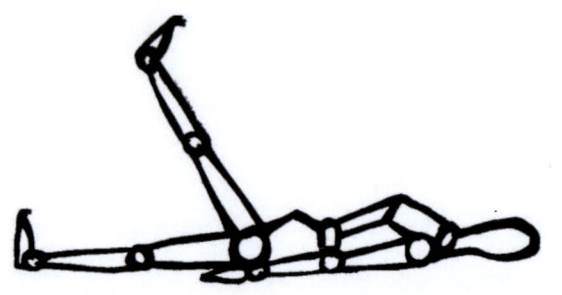

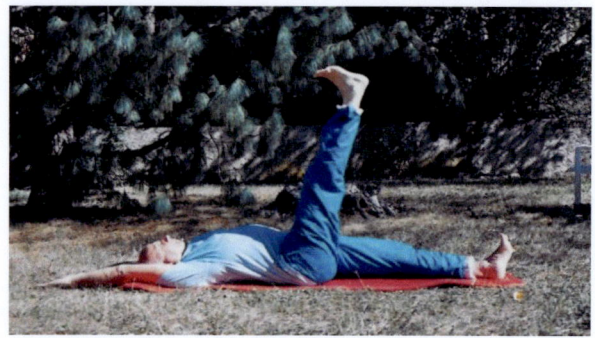

Expirer et monter une jambe tendue, la cheville en position flex. Dans la plupart des cas, la jambe ne monte pas à la verticale.

Redescendre en inspirant. Alterner jambe droite/gauche.

Cadence lente : il ne s'agit pas d'un battement de jambe.

Répéter 3 à 5 fois.

Exercice n°19 :

Travail des abdominaux.

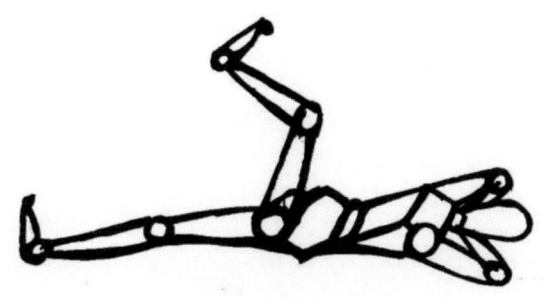

En position couchée, le corps bien étiré de la nuque aux talons, menton légèrement rentré, mains croisées derrière la nuque, expirer lentement et à fond en montant le genou fléchi vers la poitrine. Inspirer en reposant la jambe au sol. Alterner jambe droite/gauche ; bien synchroniser la respiration.

Répéter 8 à 12 fois.

Exercice n°20 :

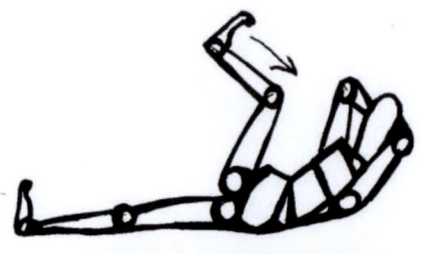

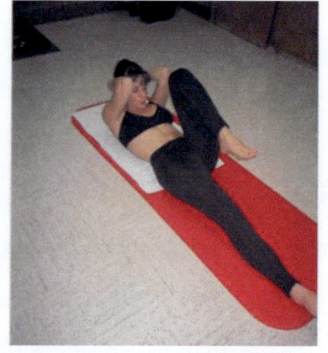

Position de départ identique à l'exercice 19, expirer à fond et monter simultanément la tête et un genou fléchi. En inspirant, descendre la tête en allongeant la jambe. Ne pas chercher systématiquement à toucher le genou avec le coude au début.Le talon de la jambe pliée est levé et le pied flex.
Alterner genou droit – coude droit et genou gauche – coude gauche.

Répéter 8 à 12 fois.

Exercice n°21 :

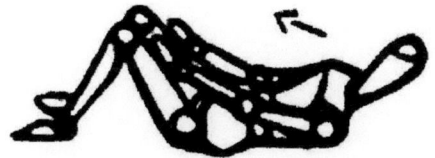

Position couchée sur le dos, mais genoux fléchis, expirer en soulevant la tête et le haut du dos, bras tendus vers les genoux. Redescendre en inspirant.

Répéter 8 à 12 fois.

Exercice n°22 :

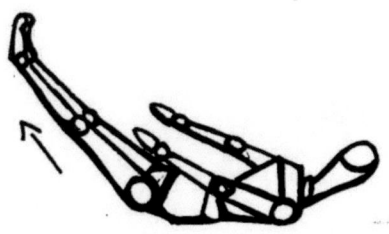

Position couchée sur le dos, genoux fléchis, redresser la tête et le haut du dos en expirant, déplier ensuite les deux jambes tendues et les placer à l'oblique, bras tendus, doigts pointés en direction des rotules. Tenir plusieurs respirations.

Redescendre sur une expiration en repliant les jambes.

Répéter 3 à 5 fois.

Pour tous les exercices de 18 à 22 : le ventre doit rester plat, surtout dans sa partie sous-ombilicale. Il faut également serrer les muscles du périnée (voir paragraphe « périnée » page 84).

Exercice n°23 :

Torsion simple.

Couché sur le dos, bras en croix, monter les genoux fléchis vers la poitrine ; dans cette position, descendre doucement les genoux à droite puis à gauche, en expirant à chaque mouvement de torsion. Garder bras et épaules au sol sans chercher à toucher obligatoirement le sol avec les genoux.

Répéter 5 à 10 fois.

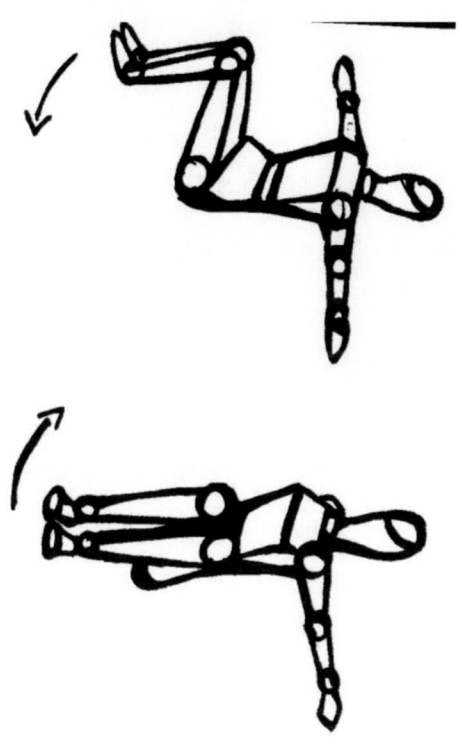

- **Périnée et diaphragme**

  ✓ **Diaphragme : Exercice n°24**

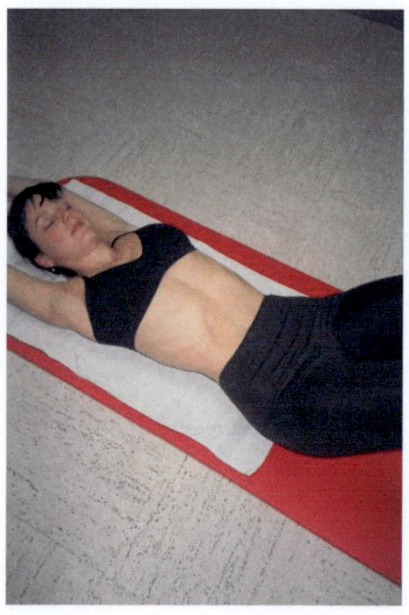

En position couchée sur le dos, replier les genoux et poser les pieds à plat, bras le long du corps (pour les personnes qui n'ont pas de problème d'épaule, on peut étirer les bras derrière la tête ; cette position entraîne une bonne ouverture de la cage thoracique) :

- Expirer à fond
- Sans reprendre d'air, faire une fausse inspiration, ce qui induit une dépression abdominale. Le thorax est en expansion, on peut accentuer le travail en essayant de pousser le ventre vers la colonne vertébrale pendant la rétention.
- Rester quelques secondes poumons vides.
- Relâcher le ventre et seulement après, ré-inspirer.
- Prendre quelques respirations douces et recommencer l'exercice 3 à 5 fois.

Cet exercice provoque une remontée de tous les organes abdominaux qui sont, en quelque sorte, aspirés suite à l'ascension du diaphragme.

✓ **Périnée : Exercice n°25**

Pour solliciter le périnée, il suffit de contracter les muscles de l'anus. Cette contraction s'effectue en tirant vers l'intérieur la région périnéale, c'est-à-dire en contractant le releveur de l'anus comme si on voulait le monter en direction du nombril.

L'expiration bien conduite de façon progressive et à fond va solliciter le muscle transverse de l'abdomen (surtout la partie sous-ombilicale) et sa contraction provoque déjà par voie réflexe une contraction du périnée.

Relâcher doucement et ré-inspirer.

Prendre quelques respirations et recommencer.

Recommencer l'exercice 5 à 10 fois.

Lorsqu'on maîtrise séparément les deux exercices, on peut les combiner. La séquence peut s'exécuter comme suit :

Exercice n°26

1/ expirer à fond
2/ contracter le périnée
3/ fausse inspiration sans relâcher le périnée
4/ accentuer la contraction du transverse en poussant le ventre vers la colonne vertébrale
5/ tenir quelques secondes
6/ relâcher le ventre, le périnée
7/ et seulement inspirer.

Recommencer l'exercice 5 à 10 fois.

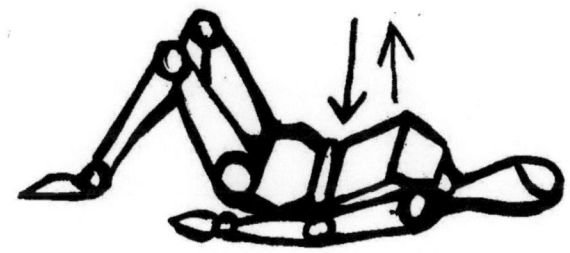

Positions pour les exercices périnée et diaphragme n° 24, 25, 26

- **Derniers conseils pour la pratique**

✓ **Rythme, vitesse d'exécution, enchaînement :**

« La santé est un concert de rythmes dont les uns peuvent être les harmoniques des autres ; elle est une musique, chaque individu a son système de résonance. » *(Dr THOORIS).*

La vitesse d'exécution, la répétition, l'enchaînement ne doivent pas obéir à des règles dogmatiques. Ces données pourront varier d'un jour à l'autre suivant plusieurs facteurs : fatigue, sensibilité articulaire, variations atmosphériques.

C'est à chacun de sentir ce que son corps réclame et d'ajuster les différents exercices.

Il ne s'agit pas de préparer l'organisme à un record mais de réveiller le tonus de l'ensemble du corps.

Prendre un rythme réalise une économie de force sur le plan nerveux.

Les mouvements ne doivent pas être saccadés ni effectués avec des temps de ressort.

Rechercher la fluidité.

Fréquence : la série peut être pratiquée tous les jours sans inconvénient.

L'ordre des mouvements n'est pas impératif.

La séance peut également être scindée en deux parties : exercices debout le matin, les exercices couchés étant réalisés le soir pour alléger la fatigue des jambes et soulager la colonne vertébrale.

Dans toutes les traditions, il y a des heures qui sont plus propices au recueillement et d'autres à l'activité physique !

✓ Le climat mental :

Les exercices doivent se pratiquer avec un mental paisible. Le cerveau est attentif et surveille la bonne exécution.

En aucun cas, on ne doit se battre avec son corps et ses articulations. Les exercices pratiqués dans un état de tension deviennent irritants.

Paradoxalement, il est possible de travailler de façon énergique mais détendue.

Il existe un facteur méconnu qu'on peut désigner par « l'intelligence du corps ».

Il est possible d'exécuter les exercices en force pour gagner en amplitude. Par ce procédé, on améliorera temporairement le jeu articulaire, mais le gain sera vite perdu. En effet, le corps opposera une réaction réflexe de défense liée à la douleur qui sera enregistrée dans l'inconscient. En dehors de l'entraînement, les muscles auront tendance à réduire l'amplitude des mouvements et le sujet perdra de la mobilité. Au contraire, si les exercices ont été progressifs, la barrière de l'inconscient face à la douleur n'existera pas et le corps s'étirera sans contrainte lors des activités de la vie courante. Ainsi la souplesse acquise sera entretenue.

On ne doit pas se sentir fatigué après une séance.

Les courbatures, si elles ne sont pas graves par elles-mêmes, ne sont pas forcément l'indice d'un bon travail.
De très fortes courbatures prouvent que l'on est allé trop loin.
Des courbatures légères sont normales.

Voici ce qu'écrivait le Docteur TISSIÉ à propos d'une séance bien conduite : « On doit toujours sortir d'une séance de gymnastique plus reposé et plus fort qu'en y entrant. Toute séance qui provoque la fatigue est une séance mal donnée ou mal comprise. On reconnaît la valeur d'un maître à ce critérium : une bonne séance de gymnastique provoque l'impression de bien être ressentie à la sortie d'un bon bain. Cette gymnastique doit être sédative et non irritante. »

- **Les bénéfices attendus :**

    - Une amélioration du jeu articulatoire et de la flexibilité du corps.
    - Un renforcement de la tonicité musculaire.
    - Une meilleure oxygénation des tissus.
    - Une amélioration des fonctions digestives.
    - Une bonne mobilité du diaphragme.

Ces exercices vont remodeler les muscles donc amincir la silhouette, mais ils ne règlent pas les problèmes de surpoids qui sont souvent du ressort d'une bonne diététique.

Il est bénéfique de compléter cette gymnastique d'entretien par une activité physique de plein air plus intense suivant les goûts et les possibilités de chacun (marche, jogging, bicyclette, nage) afin d'utiliser le potentiel acquis. Cette activité valorisera tout le travail de préparation.

- **Traces historiques et hypothèses**
  ✓ Kong Fou – Yoga – Gymnastique suédoise – LING – TISSIÉ

La Nation Chinoise fut, dès son origine, en possession d'un système scientifique de médecine avec ses règles d'avertissements et de conseils salutaires à donner aux malades. Elle eut aussi un traité d'anatomie, le NUYKIN, qui est attribué à l'Empereur Houang Zé vers l'an 2008 avant notre ère.

Le Kong Fou. Le mot est composé de Kong, ouvrier, artiste, et de Fou, homme. Il signifie l'homme qui travaille avec art. Mais ici sa signification spéciale comporte l'idée de l'art des exercices du corps appliqué au traitement des maladies.
C'est un missionnaire Jésuite, le Père AMIOT, qui a fait connaître les exercices. Vers 1779, il avait demandé aux médecins d'étudier les techniques du Kong Fou et de voir si la médecine pouvait tirer partie de certains exercices pour soulager des malades. A l'époque, sa demande est restée sans réponse.

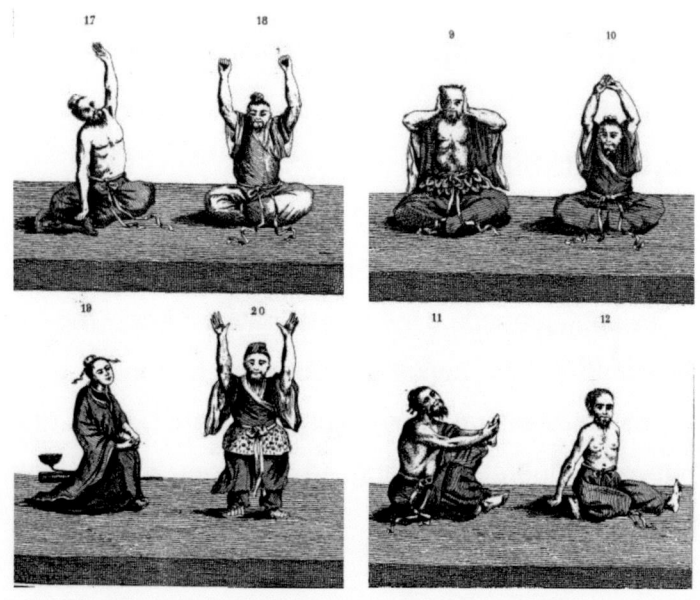

Figure 9 : Dessins empruntés au Kong Fou

Le Kong Fou, qui a été la gymnastique des Empereurs de Chine, peut être considéré comme l'ancêtre des systèmes d'éducation physique puisque ses traces remontent à 2 500 ans environ avant J.C.

Ses principes présentent des similitudes avec le système de LING qui s'est transmis jusqu'à TISSIÉ comme s'il existait une filiation.

On peut se demander, vu l'antériorité des techniques physiques venues d'Orient, s'il s'agit chez LING d'un admirable emprunt ou d'une géniale redécouverte.

En Inde à une époque plus récente, il existe un ouvrage écrit en langue anglaise par un Indien[6] où certains exercices préparatoires à une séance de yoga sont similaires aux exercices de TISSIÉ.

Il y a eu sans doute un tronc commun à toutes ces techniques d'éducation physique qui ont évolué dans le temps et l'espace, suivant la sensibilité des populations qu'elles rencontraient au cours de leurs migrations.

✓ **TISSIÉ et le Hatha Yoga**

La gymnastique suédoise de TISSIÉ et LING reste pour moi la base de toute éducation physique ; elle demande un placement du corps rigoureux, une bonne position des articulations et sa visée principale est de bonifier le travail respiratoire, donc celui du cœur et des poumons, avec un appui vertébral correct. On est à l'antipode d'exercices qui concernent exclusivement le muscle, type « Monsieur Muscle ».

---

[6] « YOGIC SUKSMAVYAYAMA » par Dhirendra Bramachari, Professeur de yoga de Madame Ghandi.

Même si je dois heurter certains puristes en Yoga, je pense que la méthode suédoise de TISSIÉ présente bien des points communs avec la discipline du Hatha Yoga. Il est évident que les méthodes de travail sont différentes dans l'approche du mouvement. Pour le Yoga, on a souvent confondu cette discipline avec le relâchement, une certaine forme de « laisser-aller », alors qu'elle demande un placement précis du dos, du bassin, une certaine énergie, le tout couplé à la respiration.

Je pense qu'un vrai pratiquant de la méthode suédoise comprendra la pratique du Hatha Yoga et qu'un authentique adepte du Hatha Yoga comprendra la suédoise de TISSIÉ.

Lorsqu'on lit certaines propositions gymnastiques de TISSIÉ (voir axiomes du Précis, pages 39-40), elles sont proches de certaines affirmations du Hatha Yoga.

Pour ma part, je n'opposerai pas ces deux disciplines comme cela a été fait par des personnes qui n'ont rien compris et n'ont vu que la surface, pas la profondeur.

En forêt, vous n'opposez pas un chêne à un hêtre. Ce sont deux beaux arbres. Leur différence fait le charme d'une forêt, mais vos préférences peuvent aller à l'un ou à l'autre, et vous êtes libres aussi d'aimer les deux.

CONCLUSION

Nous arrivons à la fin de ce précis, je vous souhaite de relire tranquillement et à votre rythme les différents chapitres et si vous avez des doutes et des difficultés, n'hésitez pas à prendre conseil auprès de personnes ayant une expérience pratique.

Ce traité n'est pas une méthode de gymnastique parmi tant d'autres et ne prétend pas détenir la vérité en matière d'éducation physique. Il s'agit, par des mouvements simples, de créer une harmonie entre le fonctionnement du corps et sa réalité anatomique.

Je me suis référé aux traités anciens des Docteurs TISSIÉ et THOORIS, parce que ces auteurs avaient mis en évidence des points clés dont les constantes ont une valeur universelle et permettent de conduire un travail physique rationnel.

Le traité de gymnastique qui en résulte est à étudier et mettre en pratique avec la sagesse d'un précepte de BOUDDHA :

« Ne croyez pas sur la foi de vieux manuscrits, ne croyez pas une chose parce que votre peuple y croit ou parce qu'on vous l'a fait croire depuis votre enfance ; à toute chose appliquez votre raison. Lorsque vous les aurez analysées, si vous trouvez qu'elles sont bonnes pour tous et pour chacun alors croyez les, vivez les et aidez votre prochain à les vivre également. »

REMERCIEMENTS

Un grand merci à Anne-Marie pour ses conseils pertinents, sa patience qui m'ont accompagné lors de la composition du précis ; à Lucie LEFEVRE pour la réalisation des dessins qui confortent le texte et le rendent moins hermétique ; à Claire et Marie qui ont œuvré avec gentillesse à la première ébauche.

Du fond du cœur, un grand merci à ma nièce Michèle FORGET qui a supervisé et coordonné tout le travail de recherche et de mise en place et qui a redessiné quelques figures pour corriger quelques erreurs de l'auteur.

Merci à mon neveu Pierre MOREAU pour sa participation et à Monsieur KLEIN, Librairie Frontispice, qui m'a aidé à retrouver plusieurs ouvrages des Docteurs TISSIÉ et THOORIS.

A Camille, ma petite nièce, pour ses initiatives et suggestions dans la conception et l'exécution de la mise en page.

A Nanou, ma nièce, pour l'élaboration finale.

Grand merci à Clémence, Sage femme, et à Lola ma petite fille d'avoir accepté de poser pour les photos.

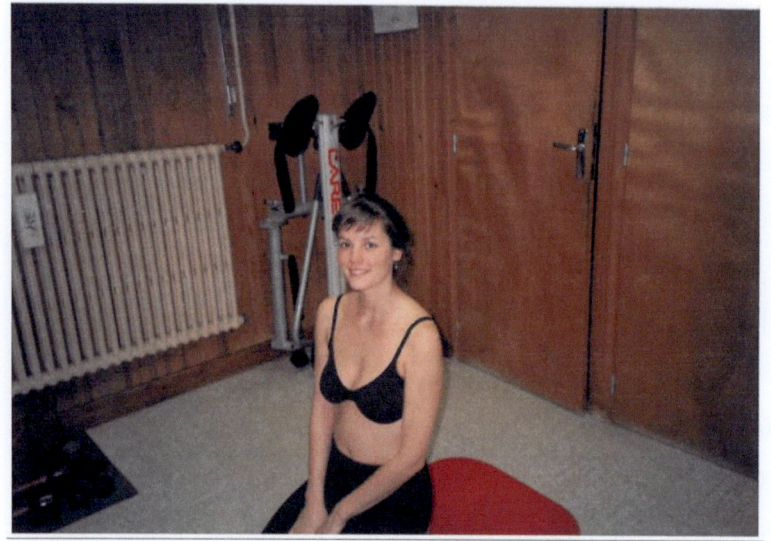

BIBLIOGRAPHIE

DALLI N., *Cinésiologie, science du mouvement.* Librairie Centrale de Suresnes, 1857.

DE SAMBUCY A., *Gymnastique corrective vertébrale.* Paris, Dangles, 1946.

LAGRANGE, *La médication par l'exercice.* Paris, Félix Alcan, 1894.

ROUVIERE, *Atlas, aide-mémoire d'anatomie.* Paris, Masson, 1967.

THOORIS A. *Le chant humain.* Paris, Amédée Legrand, 1927.
- *La médecine morphologique.* Paris, Douin, 1937.
- *Gymnastique et massages médicaux.* Paris, Douin, 1951.

TISSIÉ P. *Précis de gymnastique rationnelle de plain-pied et à mains libres.* Bordeaux, Bière, 1946.

VAN LYSBETH A., *Revue Yoga.* Bruxelles, 1978.

ANNEXES

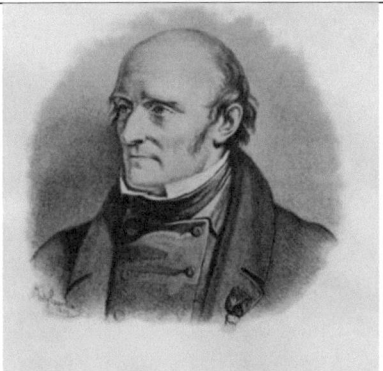

1 – Pierre-Henri LING est né le 15 novembre 1776 (+ 1839).

Il étudie à l'Université de Copenhague et s'initie à l'escrime chez deux émigrés Français. Ces exercices le guérissent d'un rhumatisme au bras.

Il conclut que le mouvement bien réglé peut exercer une influence favorable sur la santé physique et morale de l'homme, point de départ de son système.

Il étudie alors l'anatomie, la physiologie, la pathologie pour vérifier l'influence des mouvements sur le corps humain.

Il a été le génial inventeur d'une gymnastique scientifique.

Possédant une grande érudition, une imagination puissante, la littérature suédoise s'enrichit de ses travaux historiques et de ses poésies.

Il fut admis à l'Académie Suédoise.

2 - NAKAMURA :

« Guérisseur Japonais ayant fait le tour du monde à bicyclette. A séjourné 10 ans dans les lamaseries du Tibet. Doué d'un pouvoir nerveux extraordinaire qu'il émettait par les mains, la voix et le regard, cet empirique étonnant a été mon guide dans ma conception renouvelée de la médecine et de l'art de guérir. Il m'a délivré de l'obsession chimique dont on saura un jour les ravages. » *(Dr THOORIS).*

3 – Dr Philippe TISSIÉ (1852-1935)

Né à la Bastide sur l'Hers dans l'Ariège.

Il termine ses études de médecine en étant sous-bibliothécaire universitaire à la Faculté de Médecine de Bordeaux, mais il ne songe nullement, au moment de terminer ses études médicales, à aborder l'éducation physique. Il obtient la mention Très Bien à la thèse qu'il soutient en Février 1887.

Etant médecin (un des premiers neuropsychiatres en France), il s'occupe d'un patient victime d'accès de somnambulisme. Il s'intéresse à l'hypnose par la lecture d'un ouvrage de BERNHEIM (*De la suggestion et de ses applications thérapeutiques*). Pendant l'étude de ce patient, il remarque un fait important : quand son patient se trouve dans son état de somnambule, celui-ci peut parcourir à pied et sans fatigue apparente des étapes de 60 km dans une journée. C'est le point de départ de ses recherches sur l'exercice physique.

Il étudie la question de l'exercice physique chez les enfants et adolescents dans les écoles non pas au point de vue sportif, mais au point de vue éducatif.

En 1898 il est chargé de mission scientifique en Suède pour y étudier la méthode de LING. Le Roi Oscar II lui fait ouvrir toutes les portes des instituts, écoles, casernes.

Il revient avec la certitude que la méthode de LING est fondée sur des principes scientifiques inattaquables.

En 1900 il prend résidence à Pau où il constate l'excellence du milieu Béarnais au point de vue de l'éducation physique.

De 1903 à 1913, il donne lui-même les cours à l'Ecole Normale d'Institutrices de Pau. Cours à la fois théoriques et pratiques.

Tous ses efforts pendant 20 ans consisteront à doter la France de cette méthode qu'il adapte au tempérament latin.

Il a d'ailleurs été surnommé le « LING Français ».

TABLE DES MATIERES

Préface

Prélude ou préambule

Les sources

Partie théorique
- Les leviers : la qualité du travail musculaire est fonction des points d'appui
- Le diaphragme
    Notions simplifiées d'anatomie et de physiologie
    Diaphragme / Circulation sanguine et lymphatique
    Diaphragme / Tonus viscéral
    Diaphragme / Périnée
    Diaphragme / Psoas
    Diaphragme / Muscles abdominaux
    Diaphragme / Stress
    Conclusion
- Qualité musculaire – fatigue
- Couple muscle – tendon

Partie pratique
- Position fondamentale : Point de départ pour tous les exercices en position debout
- Quelques conseils pour la pratique :
    Où ? Quand ? Comment ?
- Les exercices debout : n°1 à 17
- Les exercices couchés sur le dos : n°18 à 23
- Périnée et diaphragme
- Derniers conseils pour la pratique :
    Rythme, vitesse d'exécution, enchaînement
    Le climat mental

- Les bénéfices attendus
- Traces historiques et hypothèses
  Kong Fou – Yoga – Gymnastique Suédoise – LING – TISSIÉ
  TISSIÉ et le Hatha Yoga

Conclusion

Remerciements

Bibliographie

Annexes

Planches récapitulatives des exercices

TABLE DES FIGURES

Figure 1 : L'ensemble de la colonne (d'après TOLDT)   16

Figure 2 : Diaphragme et cœur   20

Figure 3 : Diaphragme vu par dessous   20

Figure 4 : Cathédrale de Chartres (Photo de l'auteur)   21

Figure 5 : Plan musculo-aponévrotique superficiel du périnée antérieur   27

Figure 6 : Groupe musculaire antérieur de la paroi abdominale postérieure   29

Figure 7 : Muscles petit oblique et transverse   31

Figure 8 : Muscles grand droit et grand oblique   33

Figure 9 : Dessins empruntés au Kong Fou   96

NB. La figure 1 est extraite de l'ouvrage de DE SAMBUCY A., 1946; les figures 2 et 3, de la Revue Yoga N°31, 1966; les figures 5, 6, 7 et 8, de l'Atlas de ROUVIERE.

Planche 1 : Exercices debout

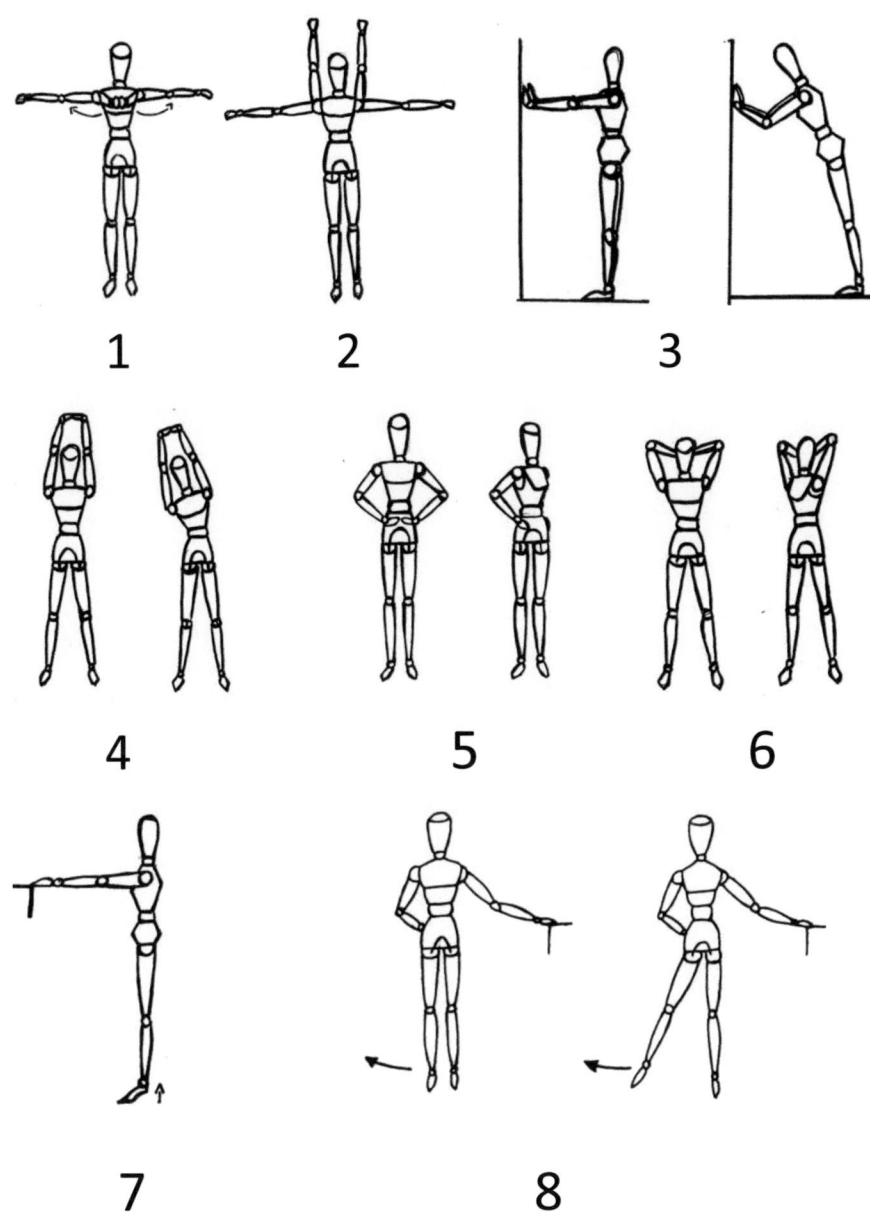

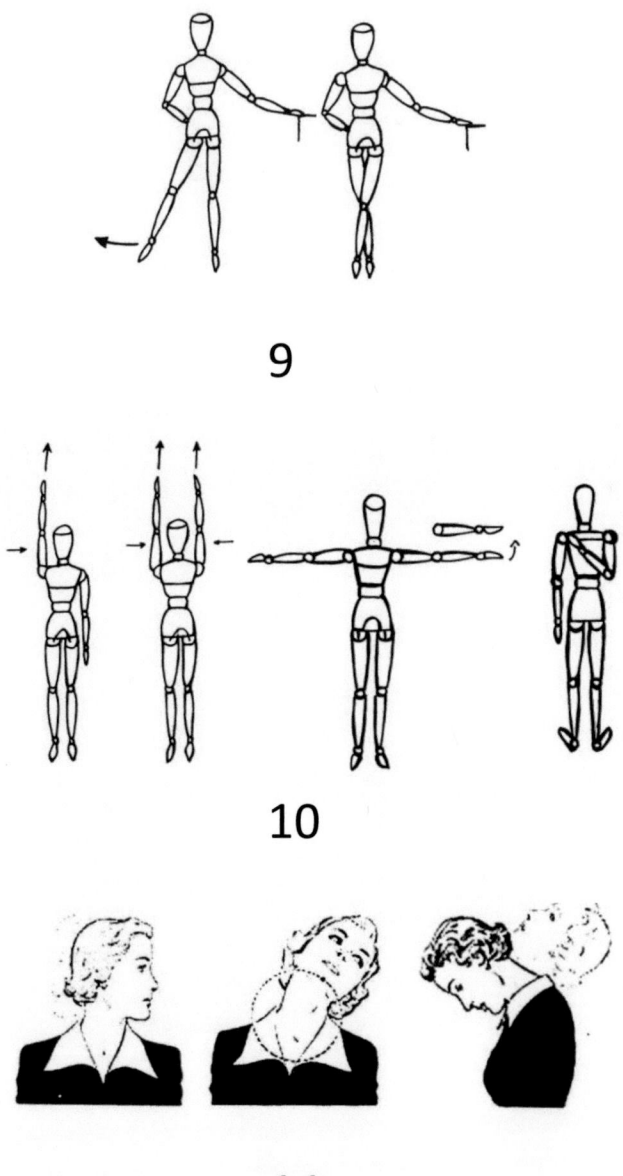

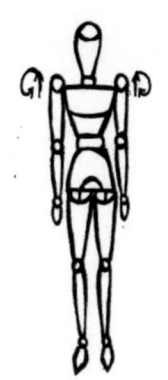 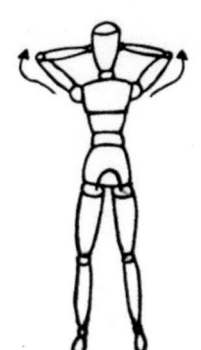

12   13

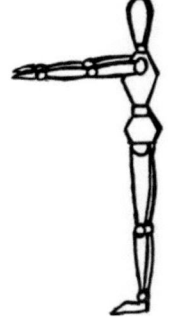 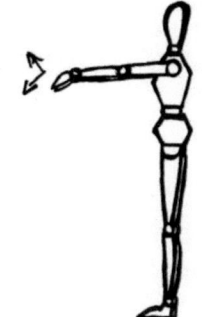

14

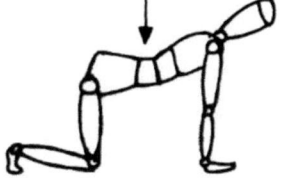 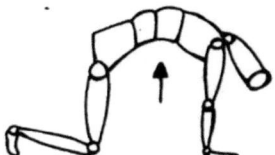

15

Planche 2 : Exercices au sol

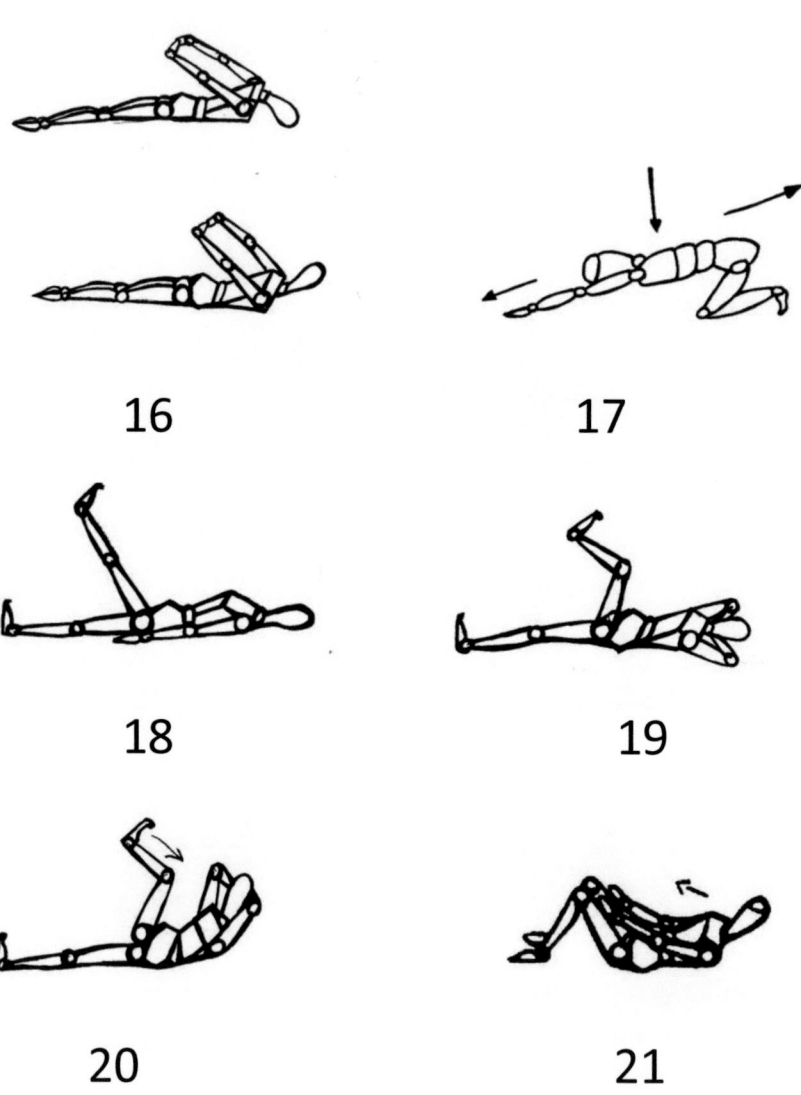

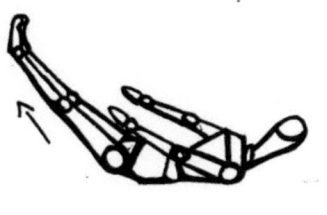

22

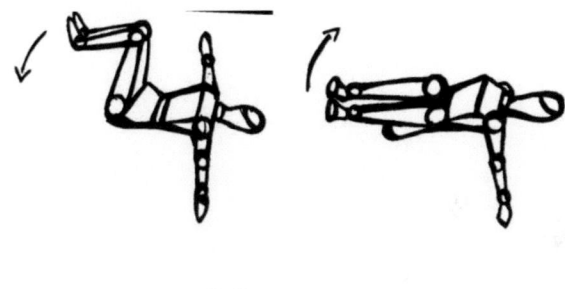

23

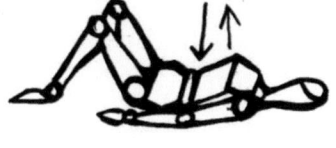

24

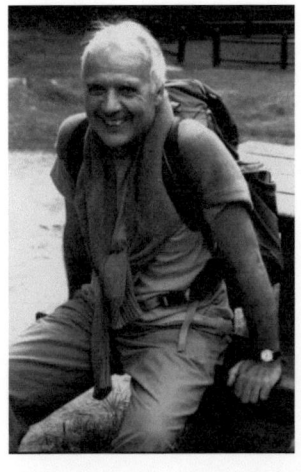

Guy FORGET, kinésithérapeute

Fait ses études à Paris à l'école du Docteur de SAMBUCY, où il entre en contact avec un professeur, Monsieur PICARD Jean, maître en matière de colonne vertébrale, qui orientera et influencera toute son activité professionnelle.

Ce dernier le prend avec lui dans son service à l'Hôpital la Croix Saint-Simon à Paris où il soigne des patients pour les problèmes vertébraux. Parallèlement ce professeur lui demande de donner les cours de gymnastique suédoise le samedi matin aux élèves de première année. Ces cours ont lieu dans un studio de danse, avenue de la Grande Armée (Studio de Danse Irène POPARD). Ce sera son premier contact avec le Docteur TISSIÉ par l'intermédiaire de ce petit ouvrage complet et très bien documenté intitulé « Précis de gymnastique rationnelle de plain pied et à mains libres » (exposé doctrinal de la méthode suédoise revue par le Docteur TISSIÉ).

Au fur et à mesure des années, toujours fasciné par le personnage du Docteur TISSIÉ, il retrouvera plusieurs de ses livres. Son intérêt se portera également vers la philosophie orientale et les techniques du hatha-yoga et les ouvrages du Docteur THOORIS.

C'est ainsi que germera l'idée de mettre au point une série d'exercices simples que tout le monde pourrait pratiquer sans danger, avec le souci de toujours serrer au plus près l'anatomie et la physiologie du corps humain.

A cessé son activité l'année 2005.